Mevrouw Schouten

ZORGGERICHT
Leermiddelenreeks voor de verpleegkundige en verzorgende opleidingen

Werkboek voor kwalificatieniveau 4, deelkwalificatie 410

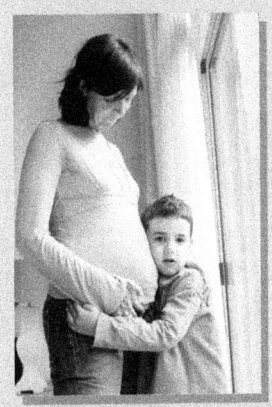

Mevrouw Schouten

Zorgcategorie: kraamvrouw, zwangerschap met complicatie
Setting: kraamafdeling algemeen ziekenhuis

C. Otten
N. van Halem

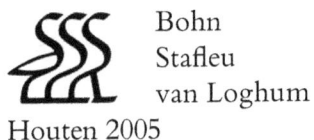

Bohn
Stafleu
van Loghum

Houten 2005

© 2005 Bohn Stafleu van Loghum, Houten

Alle rechten voorbehouden. Niets uit deze uitgave mag worden verveelvoudigd, opgeslagen in een geautomatiseerd gegevensbestand, of openbaar gemaakt, in enige vorm of op enige wijze, hetzij elektronisch, mechanisch, door fotokopieën, opnamen, of enig andere manier, zonder voorafgaande schriftelijke toestemming van de uitgever.

Voor zover het maken van kopieën uit deze uitgave is toegestaan op grond van artikel 16b Auteurswet 1912 j° het Besluit van 20 juni 1974, Stb. 351, zoals gewijzigd bij Besluit van 23 augustus 1985, Stb. 471 en artikel 17 Auteurswet 1912, dient men de daarvoor wettelijk verschuldigde vergoedingen te voldoen aan de Stichting Reprorecht (Postbus 3060, 2130 KB Hoofddorp). Voor het overnemen van (een) gedeelte(n) uit deze uitgave in bloemlezingen, readers en andere compilatiewerken (artikel 16 Auteurswet 1912) dient men zich tot de uitgever te wenden.

ISBN 90 313 3824 9
NUR 897

Omslagontwerp en vormgeving: Studio Imago, Amersfoort
Foto's: Hans Oostrum, Den Haag

Eerste druk, 2005

Bohn Stafleu van Loghum
Het Spoor 2
Postbus 246
3990 GA Houten

www.bsl.nl

Distributeur in België:
Standaard Uitgeverij
Belgiëlei 147a
2018 Antwerpen

www.standaarduitgeverij.be

Woord vooraf

Zonder jou zijn we nergens

Werken in de zorg is boeiend, afwisselend en uitdagend.
Werken in de zorg is soms ook zwaar, emotioneel en ondankbaar.
Werken in de zorg is vooral op een actieve manier omgaan met mensen, die voor de dagelijkse zorg voor een belangrijk deel op jou zijn aangewezen.
Dat vraagt nogal wat van je. Je moet zelfstandig en zorgvuldig kunnen werken, maar ook overleggen en samenwerken in teamverband. Je moet geduldig, creatief en volhardend zijn, maar ook je kunnen inleven in de zorgen van mensen met zeer verschillende achtergronden, normen en waarden.
De methode *Zorggericht* wil net zo actief, boeiend, afwisselend en uitdagend zijn als de beroepspraktijk zelf. Daarom sta jij in deze methode in het middelpunt van het leren. Vanaf de start speel je een actieve rol. Aan de hand van levensechte voorbeelden uit de beroepspraktijk (casussen) voer je allerlei gevarieerde opdrachten uit, vaak zelfstandig, maar ook in groepsverband. Op school, in het open leercentrum, bij het practicum, maar ook op het werk of tijdens de stage. Je staat er niet alleen voor.
De school, de zorginstelling en de docenten zorgen voor een uitdagende leeromgeving, waar je met plezier naartoe gaat.
In de methode *Zorggericht* ben je zelf verantwoordelijk voor je leerresultaten.
Neem die verantwoordelijkheid!

Veel succes.

De redactieraad

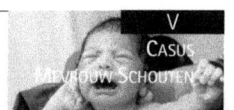

Redactionele verantwoording

Zorggericht heeft gekozen voor een concept van leren en onderwijzen, waarin de deelnemer wordt geactiveerd individueel of in een groep sturing te geven aan het leerproces. De deelnemer bepaalt 'mede' wat er gedaan wordt, hoe er gewerkt wordt, welke resultaten behaald moeten worden en hoe er feedback wordt gegeven. In dit leerconcept is motivatie een belangrijke voorwaarde voor het ontwikkelen van zelfregulerende vaardigheden door de deelnemer. Hierin ligt ook een belangrijke rol voor de docent: het scheppen van een aantrekkelijke, van de beroepspraktijk afgeleide leeromgeving waarin de deelnemer uitgedaagd wordt zelf initiatieven te nemen en zelf verantwoordelijkheid te dragen. De traditioneel sturende rol van de docent maakt plaats voor een begeleidende, coachende en stimulerende rol.

> Een deelnemer die zelfstandig leert kan:
> - kennis en vaardigheden opnemen, integreren en toepassen (cognitieve activiteiten);
> - zijn eigen leerproces (mede)organiseren (zelfregulerende activiteiten);
> - zijn motivatie bij het leren vergroten (affectieve activiteiten);
> - de verschillende leeractiviteiten in toenemende mate zelfstandig of samen, zonder sturing van de docent uitvoeren.

Zelfstandig leren is naast een visie op leren en onderwijzen ook een proces van toegroeien naar dat zelfstandig leren. Dit vraagt om een procesgerichte methodiek van instructie en begeleiding. De methodiek van procesgerichte instructie en begeleiding krijgt als volgt vorm:
- het aanbieden van de leerstof in de vorm van casussen die kernproblemen representeren uit de beroepspraktijk, waarbij elke casus is opgebouwd volgens een vast stramien van oriënteren, uitvoeren en terugkijken.
- het verwerken van de leerstof op drie niveaus:
  - informatie opnemen (o);
  - informatie integreren (i);
  - informatie toepassen (t).
- een mix aan gevarieerde, activerende werkvormen die de leerlingen uitdagen tot een zelfstandige en actieve verwerking van de leerstof, en reflectie op het leerproces.

De kernproblemen en sleutelkwalificaties uit de beroepspraktijk van helpenden, verzorgenden en verpleegkundigen vormen het uitgangspunt voor de leerstof van *Zorggericht*. De eindtermen van DK 410 komen aan de orde in het boek *Mevrouw Schouten*.

De redactieraad staat open voor ervaringen en suggesties van gebruikers.

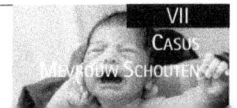

Inhoud

PAGINA	V	Woord vooraf
PAGINA	VII	Redactionele verantwoording
PAGINA	1	Casus Mevrouw Schouten
PAGINA	9	Oriëntatie op de casus
PAGINA	13	Planning van de casus
PAGINA	14	**Leertaak 1:** Het netwerk van voorzieningen
PAGINA	18	**Leertaak 2:** Bevruchting en ontwikkeling
PAGINA	23	**Leertaak 3:** Hanneke moet naar het ziekenhuis
PAGINA	28	**Leertaak 4:** Jesse wordt geboren!
PAGINA	34	**Leertaak 5:** Zorgen voor de kraamvrouw
PAGINA	39	**Leertaak 6:** Borst- en flesvoeding
PAGINA	47	**Leertaak 7:** Zorgen voor de pasgeborene
PAGINA	53	**Leertaak 8:** En nu naar huis!
PAGINA	55	Evaluatie van de casus
PAGINA	57	Literatuur

Casus mevrouw Schouten

Het regent hard en de wind is guur. Hanneke Schouten moet flink doortrappen om met haar fiets vooruit te komen. Ze heeft Jesse achterop, ze heeft hem net na haar werk van het kinderdagverblijf opgehaald en is op weg naar huis.

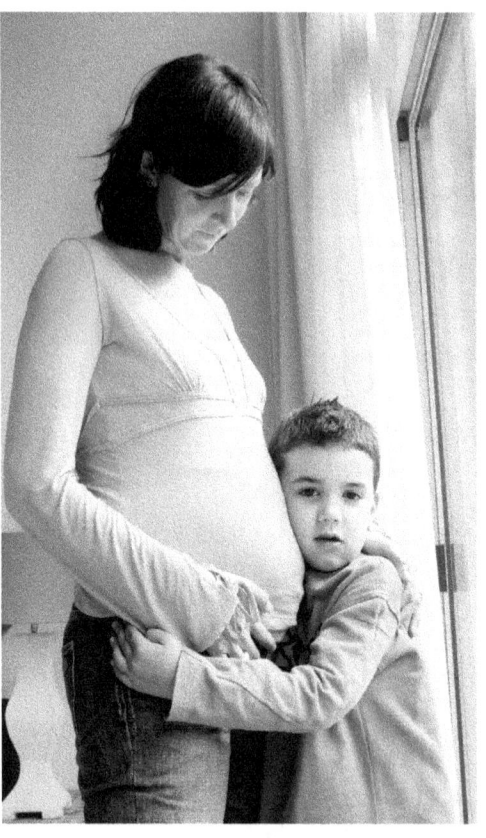

Jesse is het zoontje van Hanneke en haar man Floris. Hij is nu alweer tweeënhalf, de tijd is voorbijgevlogen. Wat gaat dat hard, ze kan zich haar zwangerschap nog als de dag van gisteren herinneren. Nu gaat het kleine joch al naar de crèche en heeft daar veel vriendjes. Het is een lekker kereltje, Hanneke is gelukkig en geniet van haar zoontje. Dat is wel eens anders geweest. Wat was ze de eerste weken na de bevalling zwak en snel moe. Ze kon bijna niets meer aan, zowel lichamelijk als emotioneel en liet Floris – haar man – veel voor Jesse zorgen. Gelukkig is ze weer helemaal de oude geworden.

Eindelijk komt de voordeur in zicht. "Als we dadelijk thuis zijn gaan we eerst even uitpuffen, voor ik aan de slag ga met het eten", denkt ze. Gelukkig heeft Floris gisteren al wat aan het eten gedaan, de ovenschotel hoeft alleen nog opgewarmd te worden. Ze zet Jesse in de kinderstoel aan de grote tafel met een paar boekjes en wat Duplo, zelf gaat ze met een kop thee bij hem zitten. Dit is echt een rustmoment voor hen.
Een hele verzameling fotoalbums waar ze gisteren mee bezig was, ligt nog op tafel en ze bladert ze door. Het vakantiealbum van vorig jaar... wat was Jesse toen nog klein! Ze glimlacht als de herinneringen aan de vakantie weer boven komen. Dan ziet ze haar zwangerschapsboekje liggen, daar heeft ze al een hele tijd niet meer in gelezen. Toen ze haar familie vertelde dat ze zwanger was, kocht haar moeder dit dagboekje voor haar. Ze heeft het altijd trouw bijgehouden; de afdrukken van de echo's, de controlekaart van de verloskundige en de gynaecoloog en de CTG-uitdraaien heeft ze erbij geplakt. Ze begint erin te lezen en de herinneringen komen weer boven. Ondertussen geeft ze Jesse antwoord op zijn vragen: "Wat is dit en wat is dat, wat eten we en waar is papa?"

Herinneringen

Zwanger?

Floris en Hanneke willen graag kinderen. Dat weten ze van elkaar. De eerste twee jaar van hun huwelijk stelden zij dit nog uit omdat ze allebei fulltime wilden werken. Na twee jaar wordt de knoop doorgehakt en Hanneke stopt met de pil.
Hanneke heeft een broer met het syndroom van Down. Haar moeder heeft een aantal jaar geleden, toen Hannekes zus zwanger was, uitgezocht of er erfelijkheid in het spel was. Omdat dit niet het geval was, hoeft Hanneke geen bijzondere onderzoeken vóór de bevruchting of tijdens de zwangerschap te ondergaan.
Floris en Hanneke vinden het spannend en hopen dat het snel 'prijs' zal zijn. De eerste maanden gaan voorbij en Hanneke wordt telkens ongesteld, dit is wel eens teleurstellend, maar uiteindelijk komt het moment dat Hanneke over tijd is. Ze vertelt het Floris nog niet, want ze wil zeker van haar zaak zijn. Twee dagen over tijd en normaal stipt na 28 dagen ongesteld, opgewonden vertrekt Hanneke naar haar werk.

Hanneke werkt als verpleegkundige in de thuiszorg. Tijdens haar opleiding heeft ze ooit geleerd welke zwangerschapssymptomen er kunnen optreden, maar ze voelt zelf niet of het daadwerkelijk zo is. Die twijfel zorgt ervoor dat ze wat afwezig is. Ze besluit dan ook op de terugweg een test te gaan kopen, om te weten waar ze aan toe is. Dan droomt Hanneke verder: "Als het zo is, dan verras ik Floris met een romantisch etentje en leg de test voor zijn neus."
Eindelijk is ze klaar met haar werk. "Zo, nu snel op de fiets langs de drogisterij om een test te kopen!"
Thuis aangekomen gooit ze haar jas over een stoel, pakt de test uit haar tas en leest de bijsluiter. Twee roze streepjes betekenen dat ze zwanger zal zijn. Snel doet ze de test; ze kijkt en kan het bijna niet geloven: de test is positief! De gevoelens die nu bij haar opkomen zorgen ervoor dat ze niet meer in staat is aan het eten te beginnen. Ze is blij, erg opgewonden en voelt zich ook wel gespannen. Het lijkt wel uren te duren voordat Floris thuiskomt, maar als hij er is valt ze hem om de nek en vertelt het goede nieuws.

Iedereen is verheugd over het goede nieuws: Floris is door het dolle heen en hun familie is erg blij voor hen. Haar moeder geeft het zwangerschapsboekje cadeau en vertelt dat dit altijd een leuke herinnering zal blijven. IJverig noteert Hanneke alle gebeurtenissen rondom haar zwangerschap in haar boekje.
11 weken: hartje gehoord!, schrijft ze.

> Hartje gehoord!

Tijdens het eerste bezoek aan de verloskundige zal deze een echo maken en met een versterker de harttonen van het kindje hoorbaar maken. Floris wil dit absoluut niet missen en heeft speciaal vrijgenomen van zijn werk om met Hanneke mee te gaan. Hanneke en Floris krijgen een heleboel informatie van de verloskundige, die zich voorstelt als Margreet Huisman. Ze vraagt uitgebreid naar het welzijn en de medische achtergrond van Hanneke en Floris en wil weten hoe Hanneke zich voelt. Hanneke vertelt dat ze erg moe is en 's ochtends last heeft van misselijkheid, maar het is draaglijk voor haar, het hoort erbij. Mevrouw Huisman vraagt Hanneke te gaan liggen en voert het eerste lichamelijke onderzoek uit. De echo en het beluisteren van het hartje zullen het hoogtepunt van hun dag worden. Margreet legt uit wat ze gaat doen en eindelijk horen Hanneke en Floris het hartje kloppen, het klopt heel snel en Hanneke vindt het ontroerend om te horen dat ze echt zwanger is. Een echt kindje in haar buik, hun dag kan niet meer stuk!

De eerste vier maanden van haar zwangerschap doet Hanneke mee aan 'Moeders voor Moeders'; als verpleegkundige kent zij het belang van deze actie en ze wil haar steentje bijdragen.
De weken gaan voorbij. Hanneke krijgt weer meer energie en is minder misselijk. Ze heeft zich al sinds tijden niet meer zo energiek als nu gevoeld. Fluitend gaat ze naar haar werk en maakt plannen met Floris voor de babykamer. In het huis moet nog flink geklust worden om alles klaar te hebben voordat de baby er is. Het is een leuke tijd: plannen maken en veel winkelen om de babyuitzet bijeen te krijgen.
Op een dag voelt ze een gekriebel in haar buik, alsof er een vlinder rondvliegt. Ze is 21 weken zwanger en weet dat dit gevoel de bewegingen van haar kindje zijn. Deze beleving wordt in de komende weken sterker, ze heeft haar kindje nu niet alleen gezien op de echo, maar voelt het ook regelmatig bewegen in haar buik. Het geluk kan niet op, het lijkt één roze wolk.
Hanneke heeft zich via haar eigen thuiszorgorganisatie aangemeld voor zwangerschapsgymnastiek. Vanaf 24 weken begint ze ermee en er gaat een wereld voor haar open: ervaringen delen met andere zwangeren, adviezen voor klachten die

bij de zwangerschap horen, ademhalingsoefeningen voor de bevalling en vooruitkijken op de kraamtijd. Ze geniet er enorm van.

Problemen

Na 28 weken zwangerschap krijgt Hanneke veel last van haar bekken. Ze heeft voortdurend pijn en kan moeilijk lopen. Zelfs 's nachts houdt de pijn haar uit haar slaap. Na een week is ze dan ook uitgeput en ze maakt een afspraak met mevrouw Huisman. Deze onderzoekt haar en vertelt dat ze last heeft van bekkeninstabiliteit, zij verwijst Hanneke door naar een fysiotherapeut.

Hanneke kan de volgende dag al terecht bij de fysiotherapeut. Ze krijgt adviezen over hoe ze zich het best kan bewegen en over hoe ze rekening kan houden met haar pijngrens. De klachten nemen echter flink toe en dat zorgt ervoor dat Hanneke met dertig weken zwangerschap moet stoppen met werken. Door de pijn en de slechte nachtrust is het niet meer verantwoord voor haar om door te blijven werken. Haar werk als wijkverpleegkundige is fysiek te belastend voor haar.
Dat was het begin van de problemen, realiseert Hanneke – daarop terugkijkend – zich nu.

De weken gaan zeer moeizaam voorbij. De pijn is toegenomen, haar mobiliteit daarentegen is sterk afgenomen. Ze zal haar tempo moeten aanpassen; Floris zal haar meer uit handen moeten nemen. Ze wil van alles, maar haar lichaam werkt niet mee. Hanneke houdt zich meer bezig met de kleine klusjes in het huishouden en met het inrichten van de babykamer, Floris houdt zich bezig met de grote klussen. "Het zal moeilijk voor me zijn om tot aan de bevalling zo weinig te kunnen doen", denkt ze en als ze eraan denkt hoe ze na de bevalling zal herstellen, benauwt de onzekerheid haar. Als verpleegkundige weet ze dat de klachten na de bevalling doorgaans niet als sneeuw voor de zon verdwijnen. Wat staat haar te wachten? Ze twijfelt nu ook of ze wel thuis wil bevallen; een paar weken geleden vond ze dat nog vanzelfsprekend, nu wordt ze door twijfels heen en weer geslingerd. Floris relativeert haar onrust voortdurend: "Als het niet lukt, kun je altijd nog naar het ziekenhuis."
Dit alles maakt haar niet vrolijker, maar ze probeert positief te blijven. Zo verstrijken weer enkele weken.

Hoge bloeddruk

Tijdens een controlebezoek aan de verloskundige blijkt dat Hannekes bloeddruk aan de hoge kant is. Hanneke wijt dit aan alle spanningen rondom de zwangerschap en de slechte nachtrust en het controlebezoek is ook spannend voor haar. De verloskundige wil toch dat ze iets vaker langskomt, om alles goed in de gaten te houden en adviseert haar rustiger aan te doen. Ook stelt ze voor Hannekes urine te onderzoeken.
Bij de volgende controle is de bloeddruk weer te hoog; deze is zelfs iets gestegen, de onderdruk is nu hoger dan 100 mmHg! De verloskundige vindt dit een reden om Hanneke zo snel mogelijk door te sturen naar een gynaecoloog. Ze maakt telefonisch een afspraak voor haar op de polikliniek Gynaecologie en Obstetrie. Hanneke wordt dezelfde middag om 15.00 uur in het ziekenhuis verwacht.
Hanneke en Floris schrikken erg van dit bericht en maken zich zorgen om hun ongeboren kindje. "Alles gaat anders dan ik me had voorgesteld", huilt Hanneke. Floris probeert haar te troosten, maar is zelf ook bang voor wat hen te wachten staat.

De gynaecologe, dokter Willems, meet haar bloeddruk opnieuw en zorgt ervoor dat direct een CTG en een echo gemaakt kunnen worden. Ook laat zij Hannekes

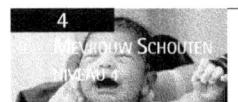

ademhaling te letten. Maar na een half uurtje lukt dat niet meer zo goed. "Ik heb pijn en het gaat zo snel", roept ze. "Als de ene wee voorbij is komt de volgende weer." Mara ziet dat Hanneke wat in paniek raakt en dat ze bijna hyperventileert; de weeën komen nu ook snel achter elkaar. Ze belooft bij Hanneke te blijven, maar waarschuwt eerst even de arts. De arts onderzoekt Hanneke, maar de ontsluiting is nog maar vier centimeter. Hanneke kan dit bijna niet geloven. "Ik kan dit niet, straks lukt het me niet om te bevallen. Wat moet ik doen?" "Kom op", zegt Mara, "ik zal je voordoen hoe je ademt tijdens een wee." Hanneke doet precies wat zij zegt en dan gaat het een stuk beter. De weeën komen snel en zijn hevig, Floris staat er een beetje verloren bij, hij voelt zich machteloos en weet niet wat hij moet doen. Mara probeert hem erbij te betrekken.

De tijd verstrijkt en het is hard werken voor Hanneke. Om half twee 's middags is ze uitgeput en vraagt om pijnstilling.

Dokter Willems wordt gewaarschuwd en zij onderzoekt Hanneke. Gelukkig heeft Hanneke nu volledige ontsluiting en mag ze gaan persen. Hanneke is helemaal in zichzelf gekeerd, maar vindt het prettig dat ze nu iets kan doen. Floris ondersteunt haar waar hij maar kan. Het gaat razend snel allemaal. Op de verloskamer wordt hard gewerkt, Floris ondersteunt Hanneke, het personeel staat paraat, de arts geeft instructies en Mara begeleidt Hanneke.

Een jongetje!

Na drie kwartier persen wordt de baby geboren. Het is een jongetje! Hij geeft een flinke schreeuw en wordt meteen op Hannekes buik gelegd. Daar vinden ook de eerste controles plaats. Floris mag even later de navelstreng doorknippen. Totaal uitgeput, maar stralend, ligt Hanneke in het verlosbed. "Is dit nu mijn kindje?", denkt ze. "Met alles erop en eraan!" Floris zit er trots naast, met tranen in zijn ogen. "Hoe gaat hij heten?", vraagt Mara. "Jesse", zegt zijn vader.

Voor Hanneke zit de bevalling er nog niet op, de nageboorte moet nog volgen. Deze komt spontaan, na ongeveer dertig minuten. Ook heeft Hanneke een kleine ruptuur die moet worden gehecht.

Fluxus

Tijdens het hechten wordt Hanneke erg duizelig en misselijk. Ze verliest erg veel bloed, wel twee keer zoveel als normaal! De arts denkt dat haar baarmoeder niet goed samentrekt, controleert dit en verhoogt gelijk het infuus met de weeënstimulerende medicatie. Gelukkig reageert Hanneke hier goed op. Er was even paniek in de verloskamer, maar dankzij de snelle reactie van de arts raakt Hanneke niet in shock!

Mara verzorgt Jesse en Hanneke. Ze laat hen niet alleen en doet de controles vaker dan in een normale situatie. Later brengt Mara moeder en kind naar de kraamafdeling. Floris volgt en wil – bijgekomen van de schrik – de hele wereld laten weten dat ze een gezonde zoon hebben!

Hanneke heeft voor de bevalling met Mara besproken dat ze borstvoeding wil gaan geven. Maar nu het zover is weet Hanneke niet meer of ze het echt wel wil, ze laat alles over zich heen komen en maakt een passieve indruk. Mara begeleidt haar bij het geven van de borstvoeding, ze weet goed om te gaan met Hannekes houding. Het hoort erbij, maar ze besteedt hier wel extra aandacht aan. Het team van de afdeling heeft vorig jaar van de World Health Organisation een onderscheiding gekregen als 'Baby friendly hospital' en daar is ze trots op.

Borstvoeding

Mara overlegt met dokter Willems over de afbouw van de medicijnen in verband met de borstvoeding. Hanneke vraagt zich namelijk af of ze wel borstvoeding mag geven; ze gebruikt immers nog bloeddrukverlagende medicijnen. De arts vertelt Hanneke dat dit geneesmiddel slechts in kleine hoeveelheden in de borstvoeding terechtkomt en dat het onschadelijk is voor de baby. Hanneke accepteert dit. Ook komt een kinderarts in consult om Jesse te onderzoeken.

Omdat Hanneke zoveel bloed heeft verloren, moet ze nog zeker een dag in het ziekenhuis blijven. Haar Hb wordt gecontroleerd, misschien heeft ze wel een bloedtransfusie nodig. Hanneke is blij dat haar bloeddruk toch weer goed is en dat ze de medicatie mag afbouwen. Ze wil zo snel mogelijk naar huis en een bloedtransfusie wil ze al helemaal niet!
De volgende dag is Hanneke te slap om op haar benen te staan. Uit het laboratoriumonderzoek blijkt dat haar Hb maar 4,7 is! Tijdens de visite van de arts wordt besloten dat Hanneke drie zakjes RBC krijgt. Hanneke vindt dit beslist niet leuk, maar beseft ook wel dat ze eigenlijk geen keuze heeft.
Gelukkig kan ze wel samen met Floris aangifte doen van de geboorte van Jesse. Speciaal hiervoor is in de hal van het ziekenhuis een dependance van het gemeentehuis. Floris neemt haar mee in een rolstoel. Meer dan dat kan ze zelfs eigenlijk niet, ze is te moe om zelf voor Jesse te zorgen.
Het duurt nog twee dagen voordat Hanneke en Jesse naar huis mogen. In die periode moet Hanneke veel rust nemen. Alles is anders gegaan dan ze had verwacht: de zwangerschap, de bevalling en nu ook nog de extra vermoeidheid tijdens het kraambed. Hanneke huilt als Floris op bezoek komt. "Ik voel helemaal niets, ik kan helemaal niets, ik ben helemaal geen goede moeder, hoe moet dat nu?" Floris weet hier ook niet goed raad mee, de situatie is niet zoals hij het zich heeft voorgesteld, Hanneke reageert anders dan normaal en is beslist niet zichzelf. Mara probeert hen hierin zo goed mogelijk te begeleiden en geeft aan dat de band tussen ouders en kind moet groeien en dat onzekerheden in deze periode normaal zijn. Verder vertelt ze dat Hanneke nog steeds een laag ijzergehalte heeft in haar bloed, waardoor ze erg moe en slapjes is.
Meestal geeft de kraamverzorgster thuis de informatie over het verzorgen van een baby, maar omdat Jesse en zijn moeder langer in het ziekenhuis moeten blijven, geeft Mara alvast wat informatie aan de ouders. Hanneke gaat in de rolstoel naar de babykamer en Floris mag leren hoe hij zijn zoon in bad kan doen.

Thuis

Als Hanneke en Jesse thuiskomen heeft Floris de kamer mooi versierd. De echte kraamperiode breekt aan; niet de makkelijkste tijd voor Hanneke. Iedereen wil de baby komen bewonderen en Hanneke komt daardoor moeilijk aan rust toe. Gelukkig houdt de kraamverzorgster rekening met de behoeften van het gezinnetje en zorgt voor rust.
In de weken hierna wordt Hanneke langzamerhand sterker en geniet ze steeds meer van haar zoontje. De band wordt elke dag hechter. Haar lichamelijke klachten en ook haar bekkenproblemen raken meer op de achtergrond, ze past zich aan het tempo van Jesse aan, neemt rust als Jesse slaapt en voelt zich met de week opknappen. Haar bevallingsverlof heeft ze verlengd met ouderschapsverlof en daarna zien zij en Floris wel weer hoe ze het gaan verdelen en of er al plaats is op het kinderdagverblijf. Als ze aan het werk gaat, wil ze weer fit zijn.
Jesse zet het op een brullen: "Eten, eten!" Verschrikt kijkt Hanneke op, is het al zo laat?

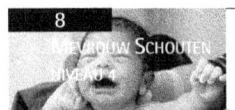

Oriëntatie op de casus

Bij de meeste vrouwen verlopen de zwangerschap, de bevalling en de kraamperiode zonder problemen, maar niet bij alle. Hanneke Schouten is zo'n vrouw. Hoewel zij zich verheugde op een ongecompliceerd verloop, moet zij in de loop van de zwangerschap toch steeds meer rekening houden met gezondheidsproblemen. Een geplande thuisbevalling wordt verplaatst naar het ziekenhuis en ook de bevalling en de eerste uren daarna verlopen niet zonder problemen. Hierdoor is ook het kraambed anders en op een andere locatie dan Hanneke en haar man Floris van tevoren bedacht hadden.

Wat is eigenlijk een goede plek om te bevallen?
Wat zijn taken van de verpleegkundige en van anderen in de zorg voor Hanneke? Welke verpleegkundige zorg en begeleiding heeft Hanneke nodig rondom de bevalling en de eerste uren daarna? Hoe komt een baby ter wereld en welke zorg heeft een pasgeborene nodig, direct na de bevalling en de weken daarna? Hoe handel je bij verwachte en onverwachte complicaties?
Op welke gronden kiest een vrouw voor fles- of borstvoeding en wat is de rol van de verpleegkundige? Veel vragen! En er zijn er nog veel meer te bedenken ...

In dit werkboek verdiep je je in deelkwalificatie 410, *Verplegen van zwangeren, barenden, kraamvrouwen en pasgeborenen*. De verpleegsituatie van de zwangere mevrouw Schouten is het uitgangspunt van de casus. In de leertaken komt de complete zorg van mevrouw Schouten voor, tijdens en na de bevalling aan bod. Je verdiept je in kraamverpleegkunde, de verloskunde en in babyverzorging – in normale situaties, maar ook in situaties met complicaties.

Oriëntatie-opdrachten

1 Waar gaat het over?
   a Lees de casus goed door.
   b Wat valt je het meest op? Noteer dat in trefwoorden.
   c Noteer de vragen die er al lezende bij je opkomen.
   d Heb je op grond van de casus een idee van de competenties waarover een verpleegkundige in de zorg voor zwangeren, barenden, kraamvrouwen en pasgeborenen moet beschikken? Wat zijn volgens jou de belangrijkste competenties en waarom?

2 Wat weet je er al van?
   a Heb je al eens stage gelopen en/of gewerkt met baby's en met de ouders? Hoe vond je dat? Wat was boeiend, wat was minder boeiend?
   b Welk beeld heb je van de kraamzorg? Verzamel ten minste vier foto's van zwangeren en vier foto's van baby's, die iets zeggen over jouw beeld van de kraamzorg. Gebruik hiervoor bijvoorbeeld vakbladen zoals *Kraamsupport* of *Verpleegkunde Nieuws* en bladen voor ouders zoals *Kinderen* of *Ouders van Nu*. Plak deze foto's op een flap-over en bedenk er een bijbehorende tekst bij. Hang de flap-over op in de klas. Bekijk elkaars flap-over en wissel je gevoelens bij deze beelden uit.

3 Bij de verschillende leertaken wordt regelmatig gevraagd om ervaringen met anderen te delen. Welke personen met ervaring in de kraamzorg (dichtbij in je eigen omgeving én beroepsmatig vanuit je beroepspraktijkvorming) kun je interviewen of raadplegen bij de verschillende leertaken?

4 In dit werkboek kom je in aanraking met veel vakjargon. Je zult regelmatig verschillende benamingen tegenkomen voor eenzelfde begrip. Omdat dit in de literatuur die je raadpleegt ook gebeurt, kom je de verschillende benamingen ook in dit werkboek tegen. Een bevalling heet ook partus en huidsmeer heet ook vernix caseosa. Een kleine greep uit de vaktermen, op alfabet:
   a à terme
   b bekkeninstabiliteit
   c CTG
   d deflexieligging
   e embryo
   f foetus
   g gemelli
   h hypertensie
   i intra-uterien
   j juveniel
   k kernicterus
   l lochia
   m mamma
   n naevus flammeus
   o organogenese
   p perineum
   q rhesusfactor
   r symfysiolyse
   s toxicose
   t uterusruptuur
   u vaginaal toucher
   v Wharton, gelei van

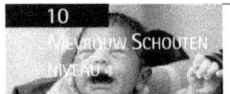

w X-chromosoom
x Y-chromosoom
y zuigcurettage.

Zoek deze woorden op en geef in het kort de betekenis hiervan.

5 Hoe ga je het aanpakken?
   a Bekijk alle leertaken globaal, zodat je een beeld hebt van wat je te wachten staat.
   b Maak afspraken met de groep en met de docent over de volgende onderwerpen:
      - voorbereiding en planning van de leertaken
      - organisatie
      - verzamelen van literatuur
      - begeleiding van de docent
      - inschakelen van eventuele gastdocenten, hulpmiddelen uit het open leercentrum en gebruik van praktijklokalen
      - plannen van werkruimtes.
   c Welke verwachtingen heb je bij de leertaken? Denk aan je motivatie, je kennis en vaardigheidsniveau, de werkvormen, de inhoud van de opdrachten, de samenwerking met groepsgenoten en docenten en de te verwachten knelpunten.
   d Maak met je groepsgenoten afspraken over de taakverdeling, de samenwerking en het gebruik van het logboek.

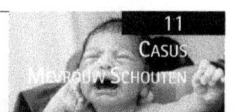

Planning van de casus

Hierna volgt een aantal leertaken. Iedere leertaak begint met een gedeelte uit de casus, waarin een bepaald thema aan de orde komt. In de eerste leertaak is dit bijvoorbeeld 'Het netwerk van voorzieningen'. Na een korte uitleg van het thema volgen de doelstellingen en de planning. De uitvoering van de leertaken bestaat uit verschillende opdrachten.

Bespreek met je docent hoe je de volgende leertaken gaat aanpakken en welke tijd je eraan gaat besteden.

Leertaak 1:   Het netwerk van voorzieningen

Leertaak 2:   Bevruchting en ontwikkeling

Leertaak 3:   Hanneke moet naar het ziekenhuis

Leertaak 4:   Jesse wordt geboren!

Leertaak 5:   Zorgen voor de kraamvrouw

Leertaak 6:   Borst- en flesvoeding

Leertaak 7:   Zorgen voor de pasgeborene

Leertaak 8:   En nu naar huis!

Leertaak 1
Het netwerk van voorzieningen

Tijdens het eerste bezoek aan de verloskundige zal deze een echo maken en met een versterker de harttonen van het kindje hoorbaar maken. Floris wil dit absoluut niet missen en heeft speciaal vrijgenomen van zijn werk om met Hanneke mee te gaan.

Hanneke heeft zich aangemeld voor zwangerschapsgymnastiek via haar eigen thuiszorgorganisatie. Vanaf 24 weken begint ze ermee en er gaat een wereld voor haar open: ervaringen delen met andere zwangeren, adviezen voor klachten die bij de zwangerschap horen, ademhalingsoefeningen voor de bevalling en vooruitkijken op de kraamtijd.

Om de gezondheid van Hanneke en haar baby te bewaken moet zij de komende weken in dagbehandeling in het ziekenhuis worden onderzocht. Hanneke moet drie keer per week – op maandag-, woensdag- en vrijdagmiddag – naar het ziekenhuis komen. Ze wordt dan voor een aantal uren opgenomen.

Eenmaal aangekomen op de afdeling wordt Hanneke opgevangen door een verpleegkundige en wordt zij opgenomen op een tweepersoonskamer. De verpleegkundige, Mara, vraagt Hanneke of ze meteen in bed wil gaan liggen en neemt daarna de verpleegkundige anamnese af.

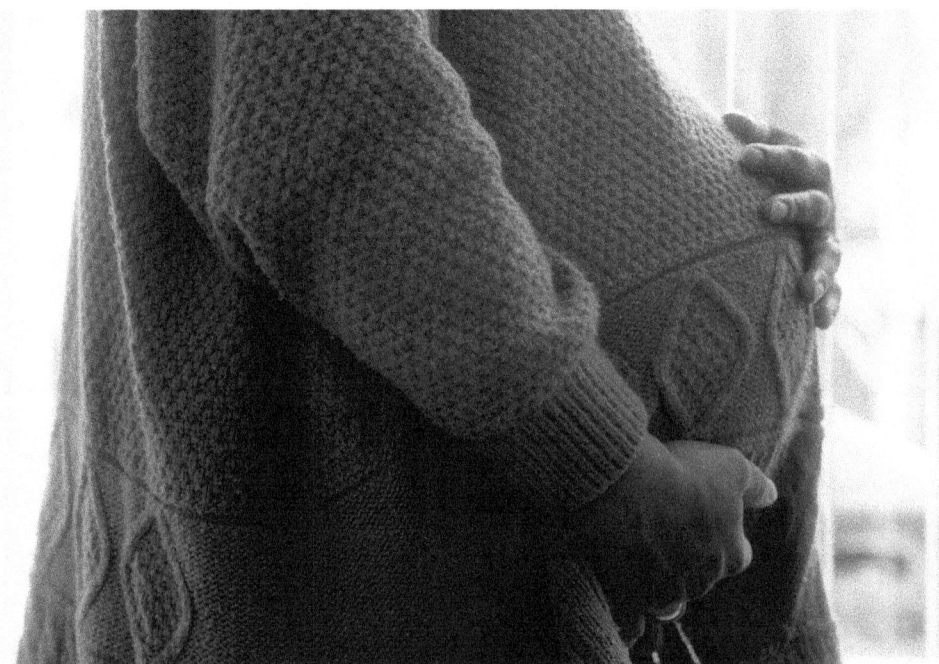

Zwangerschap is een belangrijke periode in het leven van een vrouw.

Mara ziet dat Hanneke en Floris compleet overdonderd zijn door de onverwachte opname.

Als Hanneke en Jesse thuiskomen, heeft Floris de kamer mooi versierd. De echte kraamperiode breekt aan; niet de makkelijkste tijd voor Hanneke. Iedereen wil de baby komen bewonderen en Hanneke komt daardoor moeilijk aan rust toe. Gelukkig houdt de kraamverzorgster rekening met de behoeften van het gezinnetje en zorgt voor rust.

Oriëntatie

De gezondheidszorg voor zwangeren, kraamvrouwen en hun baby's vindt plaats op verschillende locaties en in verschillende situaties.
Zo ook bij mevrouw Schouten. In bovenstaande fragmenten uit de casus lees je dat zij gebruikmaakt van een aantal voorzieningen. In deze leertaak, waarin de zorgsetting van de zwangere, de kraamvrouw en de baby centraal staat, leer je diverse vormen van zorgsetting kennen en benoemen. Daarnaast sta je stil bij je eigen voorkeur: wat lijkt jou een fijne werkplek?
Rondom de bevalling krijgt elke ouder te maken met regelzaken. Al voor de geboorte zijn er bepalingen in het Burgerlijk Wetboek opgenomen. Deze kunnen zowel gaan over de rechten van het ongeboren kind (bijv. de Abortuswet) als over zaken die wettelijk geregeld zijn in verband met het werk van de zwangere, zoals bevallingsverlof.
Bij deze leertaak moet je de beschikking hebben over een stads- of gemeentegids.

Doelstellingen

Na het werken aan deze leertaak kun je:
- de verschillen tussen de diverse zorgvoorzieningen voor zwangeren, kraamvrouwen en pasgeborenen herkennen en benoemen
- de taken van de diverse zorgverleners in de zorg voor zwangeren, kraamvrouwen en pasgeborenen onderscheiden en beschrijven
- je mening over het werken in de kraamzorg motiveren
- uitleggen welke wetgeving relevant is in de zorg voor zwangeren, kraamvrouwen en pasgeborenen.

Planning

Bespreek de opdrachten in deze leertaak met je begeleidend docent en schrijf op hoe en wanneer je eraan gaat werken. Maak ook afspraken over het inleveren van deze opdrachten.

Richtlijnen voor de studiebelasting:

Oriëntatie en planning	0,5	sbu
Opdracht 1	3	sbu
Opdracht 2	2	sbu
Opdracht 3	3	sbu
Opdracht 4	3	sbu
Evaluatie	1	sbu
Totaal	12,5	sbu

Uitvoering

Opdracht 1 Wie, wat, waar en waarom

Het aantal zorginstellingen en -organisaties die 'iets' doen voor de doelgroep zwangeren, kraamvrouwen en pasgeborenen is talrijk. Daarnaast werken er in de zorg voor moeder en kind verschillende beroepsgroepen met elkaar samen. Iedere beroepsgroep heeft een eigen werkgebied en deskundigheid. Dat ga je nu ontdekken.

a Onderzoek in een subgroep welke zorginstellingen en zorgorganisaties een rol vervullen in de zorg voor zwangeren, kraamvrouwen en pasgeborenen. Geef aan of deze intra-, extra-, semi- of transmuraal zijn en of deze particulier of door de overheid bekostigd zijn.

b Check deze lijst met informatie uit een stads- of gemeentegids.

c Maak een eigen indeling of schema waarin deze zorginstellingen en -organisaties inzichtelijk worden weergegeven.

d Maak een lijst van mensen die werkzaam zijn in de zorg voor de zwangere, de kraamvrouw en de pasgeborene. Bij elke persoon vermeld je zijn/haar taken en opleiding en de werksetting waarin je hem/haar tegenkomt.

e Breng met behulp van een tijdpad in kaart hoe en wanneer een zwangere toegang krijgt tot de diverse zorgvoorzieningen. Wat moet zij zelf doen en wat gebeurt er ongemerkt via de zorgverleners?

Opdracht 2 Het liefst thuis bevallen?

In de casus lees je dat Hanneke aanvankelijk het liefst thuis wil bevallen. Later, als er zich gezondheidsproblemen voordoen, twijfelt ze. Uiteindelijk heeft ze geen keus meer: voor haarzelf en de baby is het overduidelijk het beste als ze in het ziekenhuis bevalt.
Veel vrouwen staan voor dezelfde keuze: thuis bevallen of in het ziekenhuis? Wat zijn de voor- en nadelen? In deze opdracht zet je deze op een rijtje en maak je voor jezelf een (voorlopige) afweging.

a Bekijk een video van elk soort zorginstelling waar een zwangere kan bevallen. Mogelijkheden zijn onder andere thuis bevallen, in een kraamhotel of in het ziekenhuis.

b Geef in een overzicht aan wat de voor- en nadelen zijn van elke plek.

c Wat is jouw persoonlijke voorkeur? Motiveer je antwoord. Realiseer je dat je je eigen mening altijd meeneemt in het contact met een zorgvrager. Geef tevens aan hoe jij je mening een plek geeft in het contact.

d Zie jij jezelf als verpleegkundige werken in een van de door jou beschreven zorgsettings? Wat trekt je aan in het werk? Waar zet je vraagtekens bij en waarom?

Opdracht 3 Een goede voorbereiding

In Nederland is het heel gebruikelijk voor een zwangere (en soms ook voor haar partner) om zich met een cursus voor te bereiden op de bevalling en op het ouderschap.
Ga na wat voor soort zwangerschapsvoorbereidingen er zoal zijn en maak in de subgroep een taakverdeling.
Bereid naar eigen keuze een presentatie voor over één zwangerschapscursus en voer deze uit voor de andere subgroepen.

Opdracht 4 Regels

Wetten en regels zijn er legio, ook rond de zwangerschap.

a Breng per subgroep de wetten in kaart. Verdeel deze over de subgroepen, waarbij je zorgt dat alle wetten en regels aan bod komen.
b Maak per wet – of regelgeving – een sheet of template (PowerPoint) met de belangrijkste aandachtspunten en presenteer deze zo veel mogelijk op volgorde van voorkomen in de zwangerschap, de bevalling en het kraambed. Maak daarbij gebruik van een overhead of van een beamer.
c Bewaar het totale overzicht aan sheets of de gehele PowerPoint-presentatie bij je portfolio.

Evaluatie

1 Discussieer over onderstaande stellingen. Het doel is het onder woorden brengen van de eigen mening met de kennis en inzichten uit voorgaande opdrachten.

Enkele spelregels:
- Stel een neutrale discussieleider aan die goed kan luisteren, leidinggeven en samenvatten.
- Iedereen mag zeggen wat hij of zij vindt, alle meningen zijn goed.
- Stel vragen als mensen niets zeggen.
- Begin aan een nieuwe stelling door een onderwerp duidelijk af te sluiten en een nieuwe aan te kondigen.

Zie ook: *Hoe pak ik dat aan?* van M. Cox.

Stellingen:
1 Hoe huiselijk je het ook maakt in een ziekenhuis, thuis bevalt het beter.
2 Partners moeten aanwezig zijn bij zwangerschapscursussen.
3 Om te werken in de kraamzorg is levenservaring noodzakelijk.
4 De zorg voor zwangeren, kraamvrouwen en pasgeborenen is vrouwenwerk.
5 Elk bedrijf moet voor een aparte afgesloten voed- of kolfruimte zorgen, anders moet de vrouw in de gelegenheid gesteld worden naar huis te gaan om haar kind te voeden.

2 Maak een regionale krant van voorzieningen rond de zorg voor zwangeren, barenden, kraamvrouwen en pasgeborenen. Presenteer deze krant aan een van de betrokken instanties. Leg de reacties vast in een kort verslag en voeg dit toe aan je portfolio.

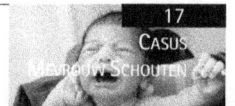

Leertaak 2
Bevruchting en ontwikkeling

Hanneke heeft een broer met het syndroom van Down. Haar moeder heeft een aantal jaar geleden, toen Hannekes zus zwanger was, uitgezocht of er erfelijkheid in het spel was. Omdat dit niet het geval was hoeft Hanneke geen bijzondere onderzoeken vóór de bevruchting of tijdens de zwangerschap te ondergaan.

Toen ze haar familie vertelde dat ze zwanger was, kocht haar moeder dit dagboekje voor haar. Ze heeft het altijd trouw bijgehouden; de afdrukkken van de echo's, de controlekaart van de verloskundige en de gynaecoloog en de CTG-uitdraaien heeft ze erbij geplakt.

De eerste vier maanden van haar zwangerschap doet Hanneke mee aan 'Moeders voor Moeders'; als verpleegkundige kent zij het belang van deze actie en ze wil haar steentje bijdragen.

IJverig noteert Hanneke alle gebeurtenissen rondom haar zwangerschap in haar boekje.
11 weken: hartje gehoord!, schrijft ze.
Tijdens het eerste bezoek aan de verloskundige zal deze een echo maken en met een versterker de harttonen van het kindje hoorbaar maken. Floris wil dit absoluut niet missen en heeft speciaal vrijgenomen van zijn werk om met Hanneke mee te gaan.
Op een dag voelt ze een gekriebel in haar buik, alsof er een vlinder rondvliegt. Ze is 21 weken zwanger en weet dat dit gevoel de bewegingen van haar kindje zijn. Deze beleving wordt in de komende weken sterker, ze heeft haar kindje nu niet alleen gezien op de echo, maar voelt het ook regelmatig bewegen in haar buik.

"U bent nu 37 weken zwanger en het kind is goed gegroeid, dus voldragen."

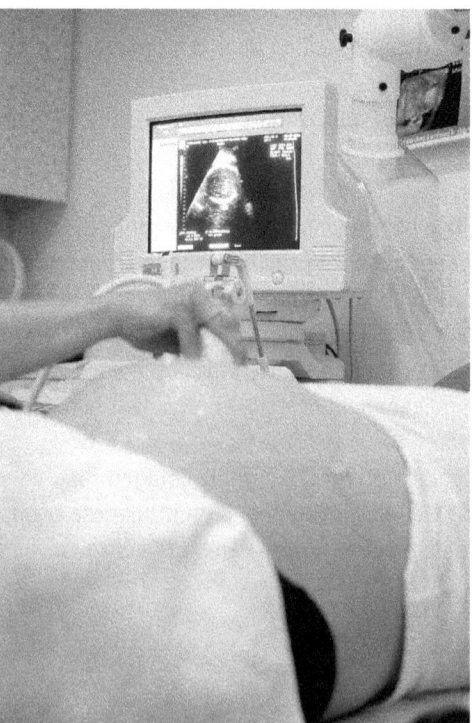

Echografisch onderzoek. Met behulp van geluidsgolven kan het kind op de monitor zichtbaar gemaakt worden.

Oriëntatie

Om een goede gesprekspartner voor een zwangere te kunnen zijn, is het van belang dat je kennis en vooral inzicht hebt in het proces van de bevruchting, de ontwikkeling van embryo tot foetus en de condities waaronder dit plaatsvindt. In de casus van Hanneke Schouten tref je diverse fragmenten aan waarbij de ontwikkeling van de foetus een belangrijke rol in de beleving van de aanstaande ouders inneemt. Ook jij moet kunnen duiden wat er gebeurt daarbinnen in die buik en je moet waar dat nodig is kunnen begeleiden en assisteren om 'zicht' te krijgen op de vitale processen en op de beleving van de zwangere.

In deze leertaak sta je stil bij de anatomie en fysiologie van de vrouwelijke geslachtsorganen, bij de bevruchting en het verdere vervolg: de groei van de baby tot het kindje levensvatbaar is. Zwangerschapsverschijnselen, de zorg vóór de bevruchting, controles en testen van de foetus zijn verder onderwerpen in deze leertaak.

Doelstellingen

Na het werken aan deze leertaak kun je:
- voorlichting geven over
  - de anatomie en fysiologie van de vrouwelijke geslachtsorganen
  - de bevruchting en innesteling
  - de ontwikkeling van de vrucht
  - het onderscheid tussen de begrippen embryo en foetus
  - de ontwikkeling en functie van de placenta, navelstreng, vliezen en van het vruchtwater
  - de zorg vóór de bevruchting
  - de controles en testen bij een zwangere vrouw
- de fysiologische en psychologische veranderingen bij een vrouw tijdens de zwangerschap onderkennen en haar daarbij adviseren.

Planning

Bespreek de opdrachten in deze leertaak met je begeleidend docent en schrijf op hoe en wanneer je eraan gaat werken. Maak ook afspraken over het inleveren van deze opdrachten.
In opdracht 1 en 3 kan het een verrijking zijn om een gastdocent, een verloskundige of gynaecoloog uit te nodigen.

Richtlijnen voor de studiebelasting:

Oriëntatie en planning	0,5	sbu
Opdracht 1	5	sbu
Opdracht 2	3	sbu
Opdracht 3	2	sbu
Evaluatie	4	sbu
Totaal	14,5	sbu

Literatuursuggesties
Audiovisueel materiaal over de thema's van deze leertaak, bijvoorbeeld *Sobotta, Atlas van de menselijke anatomie*, deel 2 (ook op cd-rom), of met behulp van de boeken en video's van Lennart Nilssen.
Bruikbare boeken zijn onder andere:
P.E. Treffers en M. Prins, *Praktische verloskunde*.
M.F. Schutte e.a., *Verloskunde, gynaecologie en kindergeneeskunde*.
Zie ook de uitgebreide literatuurlijst achter in dit boek.

Uitvoering

Opdracht 1   Nieuw leven

Er zijn verschillende manieren waarop je de theorie over de bevruchting en de foetale ontwikkeling kunt bestuderen. Ondersteunend is in ieder geval het bekijken van audiovisueel materiaal.
Mogelijkheden zijn:
- een hoorcollege door een deskundige
- het zelfstandig bestuderen van de theorie
- in subgroepen bestuderen van de theorie met als product een 'klinische les' over het onderwerp
- combinaties van college, zelfstudie en klinische lessen.

Onderwerpen die je bestudeert zijn:
- de anatomie en fysiologie van de vrouwelijke geslachtsorganen
- de bevruchting en innesteling
- de ontwikkeling van embryo – foetus – baby
- de anatomie en fysiologie van de foetale circulatie.

Opdracht 2   Preventie is het parool

In deze opdracht maak je kennis met de zorg die al voor de bevruchting kan plaatsvinden, de zogeheten preconceptionele zorg. Al maakte Hanneke er bewust geen gebruik van, het is een ontwikkeling in de zorg die steeds vaker een plek zal vragen, omdat de kennis daaromtrent ook toeneemt. Wat is die preconceptionele zorg, wat is er mogelijk en wat is je mening daarover?

PRECONCEPTIONELE ZORG IS DE ZORG DIE AL VOOR DE CONCEPTIE WORDT GEGEVEN.

Preconceptionele zorg heeft twee doelen:
- voorlichting geven om de kans op een gezond kind te vergroten
- risico's inschatten op mogelijke problemen of afwijkingen.

Het is een nieuw onderdeel in de zorg door verloskundigen dat nu nog niet wordt aangeboden; vrouwen kunnen over dit onderwerp wel zelf contact opnemen met een verloskundige.

Bron: Folder *Verloskundigenpraktijk*

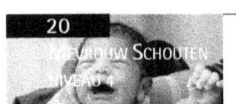

a Zoek informatie over preconceptionele zorg. Bronnen uit de eerste hand zijn mensen uit je directe omgeving, uit de authentieke beroepspraktijk. Daarnaast kun je gebruikmaken van studieboeken en internet.
b Maak een samenvatting van de informatie.
c Verdiep je in argumenten bij de volgende stellingen:
- De zwangerschap moet niet gemedicaliseerd worden.
- Vrouwen moeten zelf een keuze kunnen maken of ze onderzoeken tijdens de zwangerschap willen ondergaan.
- Als je tegen abortus bent heeft het doen van onderzoeken naar aangeboren afwijkingen in de zwangerschap geen zin.
- De angstbeleving van vrouwen neemt toe bij de veelheid aan preconceptionele onderzoeken en testen tijdens de zwangerschap.
- Kinderen met het syndroom van Down hebben evenveel recht om geboren te worden als 'normale' kinderen.
d Bespreek de stellingen in een werkvorm naar keuze (in subgroepen of plenair).

Opdracht 3 Prenatale zorg

In Nederland is een goed systeem van verloskundige zorg. In leertaak 1 heb je een globale indruk gekregen van de taken van een verloskundige vóór, tijdens en na de geboorte. In deze opdracht houd je je specifiek met de zorg vóór de geboorte bezig.
Bekijk een videoband met voorlichting over prenatale zorg. Nodig zo mogelijk een verloskundige voor een gastles uit. Zoek ook zelfstandig naar informatie, zodat je antwoord krijgt op de volgende vragen:
1 Wat is het doel van de prenatale zorg?
2 Welke controles zijn nodig in de zwangerschap en met welke frequentie? Wat zijn routinecontroles en wat zijn bijzondere controles?
3 Wanneer vindt doorgaans de eerste controle plaats?
4 Hoe bepaalt de verloskundige of een baby à terme is?
5 Welke methoden van onderzoek heeft een verloskundige of een gynaecoloog tot zijn beschikking?
6 Welke begeleidende of uitvoerende taken heeft een verpleegkundige bij het verloskundig onderzoek als een vrouw is opgenomen in het ziekenhuis?
Geef antwoord op de volgende vragen die samenhangen met de fragmenten uit de casus:
7 Wat is het nut van 'Moeder voor Moeders'? Maak gebruik van de kennis die je hebt opgedaan in opdracht 1.
8 Vanaf welke maand is het hartje van de foetus te horen en op welke manier?
9 Vanaf welke maand ongeveer voelt de zwangere haar baby bewegen?
10 Wat is de ondergrens qua gewicht voor een voldragen baby?
11 Wat is de relatie tussen hypertensie van de zwangere en de foetale circulatie?

Evaluatie

1 Een zwangerschapsboek
Tijdens een zwangerschap verandert er veel in het lichaam van de vrouw. De ene vrouw voelt zich hier prettig bij, de andere voelt zich negen maanden lang slecht en heeft last van bijna alle kwaaltjes die een zwangere kan hebben. In deze opdracht benoem je de zwangerschapsverschijnselen en ga je op zoek naar verpleegkundige adviezen die je een zwangere vrouw kunt geven om zo min mogelijk last van deze verschijnselen te hebben.
a Maak individueel of plenair een opsomming van alle zwangerschapsverschijnselen.
b Verdeel deze over de verschillende groepsleden.

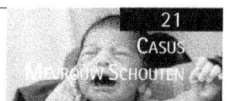

c Ieder schrijft een bladzijde met behulp van een zwangerschapsboek, dat bijvoorbeeld in de wachtkamer van een verloskundige kan liggen. Het product dat je maakt is één pagina op A4-formaat, aantrekkelijk vormgegeven met de juiste - meest recente - informatie over het betreffende zwangerschapsverschijnsel, de oorzaak hiervan en met de nodige adviezen.
d Presenteer de pagina's aan elkaar.
e Verspreid het boek onder elkaar.

2 Verslag
Beschrijf in een verslag wat je leerrendement is van elke opdracht in deze leertaak en wissel dit uit in de subgroep.

Leertaak 3

Hanneke moet naar het ziekenhuis

Bij de volgende controle is de bloeddruk weer te hoog; deze is zelfs iets gestegen, de onderdruk is nu hoger dan 100 mmHg! De verloskundige vindt dit een reden om Hanneke zo snel mogelijk door te sturen naar een gynaecoloog. Ze maakt telefonisch een afspraak voor haar op de polikliniek Gynaecologie en Obstetrie. Hanneke wordt dezelfde middag om 15.00 uur in het ziekenhuis verwacht.
Om de gezondheid van Hanneke en haar baby te bewaken moet zij de komende weken in dagbehandeling in het ziekenhuis worden onderzocht. Hanneke moet drie keer per week – op maandag-, woensdag en vrijdagmiddag – naar het ziekenhuis komen. Ze wordt dan voor een aantal uren opgenomen.

Dan komt de gynaecologe met een vervelend bericht. Haar bloeddruk was even gedaald, maar gaat nu weer omhoog, ondanks de medicijnen, ook het eiwitgehalte in de urine is gestegen. De gynaecologe vindt dat Hanneke nu op een verpleegafdeling moet worden opgenomen.
Eenmaal aangekomen op de afdeling wordt Hanneke opgevangen door een verpleegkundige en wordt zij opgenomen op een tweepersoonskamer. De verpleegkundige, Mara, vraagt Hanneke of ze meteen in bed wil gaan liggen en neemt daarna de verpleegkundige anamnese af.

Hanneke vertelt dat ze zelf ook verpleegkundige is en op de hoogte is van complicaties die bij een zwangerschap kunnen optreden, maar Mara legt alles toch nog een keer goed uit. Hanneke is erg ongerust, juist omdat ze zo goed weet wat er allemaal mis kan gaan.

Oriëntatie

Een opname tijdens een zwangerschap is vaak een ingrijpende gebeurtenis voor de zwangere vrouw en haar partner. Blijdschap maakt plaats voor gevoelens van angst, schuld en onzekerheid. De verwachtingen die de vrouw en partner hebben over de bevalling en de kraamperiode moeten meestal worden bijgesteld. Voor een groot deel bestaat de verpleegkundige zorgverlening uit begeleiding en ondersteuning. Hiernaast observeert en controleert de verpleegkundige de lichamelijke situatie van de zwangere vrouw en haar ongeboren kind en reageert als het nodig is op veranderingen. Om dit goed te kunnen doen moet je weten welke problemen zich kunnen voordoen tijdens de zwangerschap.
In deze leertaak leer je welke complicaties er tijdens de zwangerschap kunnen ontstaan en hoe je als verpleegkundige moet handelen als zich een van deze complicaties voordoet.

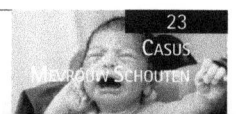

Doelstellingen

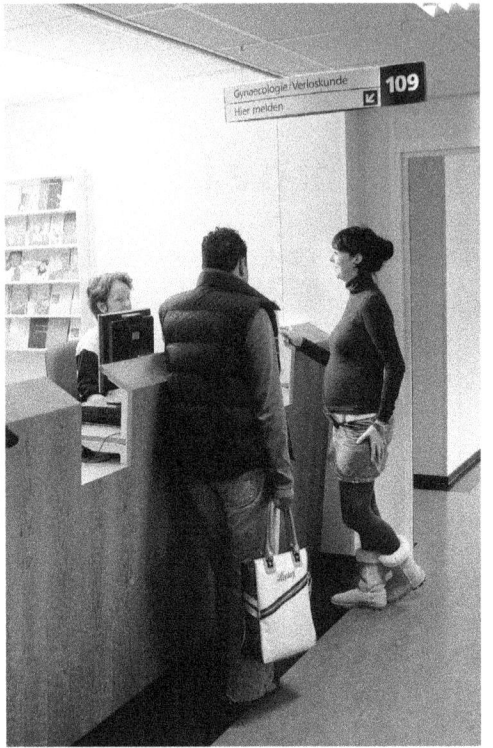

Een opname tijdens de zwangerschap is een ingrijpende gebeurtenis.

Na het werken aan deze leertaak kun je:
- aangeven waaruit de verpleegkundige basiszorg aan zwangeren bestaat
- aangeven hoe je de vitale functies van de zwangere vrouw en haar ongeboren kind bewaakt
- drie mogelijke complicaties beschrijven tijdens een zwangerschap
- de belangrijkste aandachtspunten benoemen voor de verpleegkundige zorgverlening aan zwangeren met een (dreigende) complicatie
- een verpleegplan maken voor een zwangere vrouw, opgenomen met een (dreigende) complicatie
- weergeven hoe je een zwangere en haar partner begeleidt tijdens de opname in het ziekenhuis.

Planning

Bespreek de opdrachten in deze leertaak met je begeleidend docent en schrijf op hoe en wanneer je eraan gaat werken. Maak ook afspraken over het inleveren van deze opdrachten.
In opdracht 3a en opdracht 5b kun je gebruikmaken van formulieren die worden gebruikt binnen een ziekenhuis. Maak hierover afspraken binnen de groep.

Richtlijnen voor de studiebelasting:

Oriëntatie en planning	0,5	sbu
Opdracht 1	1,5	sbu
Opdracht 2	4	sbu
Opdracht 3	2	sbu
Opdracht 4	3	sbu
Opdracht 5	2	sbu
Evaluatie	1	sbu
Totaal	14	sbu

Literatuursuggesties
Voor de opdrachten in deze leertaak kun je gebruikmaken van je studieboeken en van internet, maar ook van boeken die geschreven zijn voor ouders. Bij een aantal opdrachten kunnen boeken over verpleegkundige diagnostiek, bijvoorbeeld van Gordon of Carpenito, je goed op weg helpen.
Bekijk ook het boek *De toepassing van klinisch redeneren* van Margreet van der Cingel.

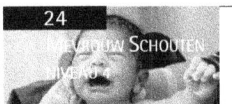

Uitvoering

Opdracht 1 Alles gaat anders

Soms gaat alles anders dan je had verwacht. Dat vindt Hanneke ook als ze naar de gynaecoloog wordt verwezen en helemaal als ze een paar dagen later ook nog acuut wordt opgenomen! Iedereen reageert op zijn of haar eigen wijze op onverwachte gebeurtenissen. In deze opdracht sta je hierbij stil.

Hanneke is zelf ook verpleegkundige. Is het opnemen van een collega anders dan een opname van een patiënt zonder een verpleegkundige achtergrond?

Denk na over de volgende situaties en beantwoord voor jezelf de vragen. Maak aantekeningen ter voorbereiding op het groepsgesprek over deze onderwerpen.

a Heb je weleens een acute opname van een patiënt bijgewoond of heb je zelf weleens een patiënt opgenomen? Hoe verliep dit? Hoe reageerde de patiënt? Kon je zijn/haar gevoelens begrijpen? Hoe heb je de opname aangepakt?

b Misschien ben je zelf wel eens acuut opgenomen. Wat vond je hiervan? Hoe voelde je je? Hoe reageerde(n) je familie of naasten? Hoe reageerde de verpleegkundige die de opname verzorgde? Wat heb je hiervan geleerd?

c Hanneke is verpleegkundige. Heb je weleens een collega opgenomen? Hoe vond je dit? Is het anders dan een opname van een patiënt zonder een verpleegkundige achtergrond?

d Hierna bespreek je de antwoorden op bovenstaande vragen plenair na. Wijs hiervoor een van de groepsgenoten aan als gespreksleider of doe dit onder leiding van de docent.

e Wat valt op? Reageert iedereen hetzelfde? Kun je algemene conclusies trekken?

f Maak een kort verslag voor je portfolio.

Opdracht 2 Complicaties

Behalve de gewone zwangerschapsverschijnselen, zoals je die in leertaak 2 bent tegengekomen, kunnen er tijdens de zwangerschap ook verschijnselen (symptomen) optreden die wijzen op medische problemen. Hanneke krijgt een zwangerschapshypertensie.

Er zijn meer aandoeningen die tijdens de zwangerschap kunnen ontstaan. Ook kunnen bepaalde bestaande ziektes extra problemen geven tijdens een zwangerschap. Denk bijvoorbeeld aan diabetes mellitus. Deze complicaties en hun medische en verpleegkundige behandeling bestudeer je in deze opdracht.

Hanneke heeft last van bekkeninstabiliteit. Sommige hulpverleners zijn van mening dat bekkenpijnklachten een modeziekte is, veroorzaakt door de vele publicaties over dit onderwerp in de damesbladen. "Er zijn medisch gezien geen afwijkingen zichtbaar en dus bestaat het niet", zeggen zij. Want vind jij hiervan?

a Verdeel onder de subgroepen de verschillende medische aandoeningen die zich tijdens een zwangerschap kunnen voordoen. Zorg ervoor dat alle aandoeningen aan de orde komen. Werk van elke aandoening de volgende zaken uit:
  - Wat zijn de symptomen van de aandoening?
  - Wat is de oorzaak van de aandoening?
  - Waaruit bestaat de medische behandeling?
  - Waaruit bestaat de verpleegkundige zorgverlening? Wat zijn de belangrijkste aandachtspunten, observaties en controles?
  - Presenteer je bevindingen aan de andere subgroepen.

b Discussieer over de stelling 'Bekkeninstabiliteit is een modeziekte'.
  Verdeel de groep in tweeën. Eén deel van de groep bereidt zich – als voorstanders van deze stelling – voor op de discussie. De andere helft van de groep is het met de stelling oneens. Ga op zoek naar goede argumenten voor en tegen de stelling. Probeer de argumenten van

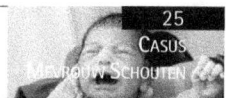

de 'tegenpartij' te weerleggen. Gebruik hiervoor je studieboeken en zoek op internet naar aanvullende informatie. Welke verpleegkundige adviezen geef je aan de patiënt als je het eens bent met deze stelling? En wat adviseer je als je het oneens bent met de stelling?

Opdracht 3 Acute opname

Mara, verpleegkundige van de afdeling Obstetrie, neemt Hanneke op. Het is een acute opname, Hanneke en haar echtgenoot Floris zijn 'overdonderd' door de onverwachte gebeurtenissen. Hanneke geeft aan bang te zijn voor de komende bevalling.
Hoe zou jij de opname van Hanneke uitvoeren?
In deze opdracht zet je alle belangrijke punten van de opnameprocedure op een rijtje. Werk onderstaande vragen in je subgroep uit. Wissel de antwoorden op de eerste drie vragen schriftelijk uit tussen de subgroepen en vergelijk de antwoorden met elkaar. Vul de antwoorden zo nodig aan.

a Welke vragen stel je als je een zwangere vrouw opneemt? Wat wil je weten? Zet aan de hand van de elf gezondheidspatronen van Gordon de belangrijkste anamnesevragen op een rijtje. Je kunt hiervoor standaard anamnesevragen gebruiken, zoals die worden gebruikt in een ziekenhuis, of de vragen die in het boek staan. Geef aan welke vragen je het belangrijkst vindt in het anamnesegesprek met Hanneke.
b Wat observeer je tijdens het eerste contact met de zwangere patiënte? Voer je ook lichamelijke controles uit? Welke en waarom?
c Hanneke en Floris hebben veel vragen. Welke informatie geef je tijdens een opnameprocedure van een zwangere vrouw?
d Mara regelt een gesprek met de arts. Wat vind je hiervan? Zou jij dit ook zo hebben aangepakt? Welke informatie kun je als verpleegkundige geven en wanneer schakel je een arts in?
e Oefen – afhankelijk van je ervaring en leerbehoefte – in een rollenspel het afnemen van een verpleegkundige anamnese bij een zwangere vrouw zoals Hanneke.

Opdracht 4 Angst

In de casus wordt aangegeven dat Hanneke erg ongerust is en het niet meer zo ziet zitten. Ze is bang voor de komende bevalling. Er is mogelijk sprake van de verpleegkundige diagnose Angst. Zoek informatie over deze diagnose op.

a Om zeker te weten of je bij Hanneke de verpleegkundige diagnose Angst kunt stellen, heb je meer informatie nodig. Beschrijf wat je kunt doen om hier achter te komen.
b Beschrijf de verpleegkundige diagnose Angst, specifiek voor Hanneke, met behulp van de PES-structuur (Probleem Etiologie Signalen en Symptomen).
c Het liefst wil je ervoor zorgen dat Hanneke niet meer bang is. Maar is dat wel mogelijk? Kun je haar angst wegnemen?
d Er zijn verschillende resultaatgebieden te onderscheiden. Zoek deze op en beschrijf welk resultaat je bij Hanneke zou willen bereiken. Zorg ervoor dat je een reëel en haalbaar resultaat formuleert. Hanteer hierbij de RUMBA-eisen of de RIM-structuur (Resultaat Indicatoren Meetcriteria). Geef aan op welke manier en op welke momenten je evalueert of je het gewenste resultaat hebt behaald.
e Wat kun je als verpleegkundige doen om ervoor te zorgen dat Hanneke minder angstig is? Welke verpleegkundige interventies en activiteiten voer je uit?

Opdracht 5 Hannekes verpleegplan

Het verpleegkundig handelen bij een zwangere vrouw is heel divers en sterk afhankelijk van de situatie waarin de vrouw zich bevindt. Vaak ben je bezig met het geven van GVO en met het begeleiden, op andere momenten worden – onder tijdsdruk – adequate acties van je verwacht. Bijvoorbeeld wanneer een zwangere vrouw acuut een keizersnede moet ondergaan.

In deze opdracht beschrijf je de belangrijkste aspecten van de verpleegkundige zorgverlening aan zwangere patiënten en maak je voor Hanneke een verpleegplan. Gebruik hiervoor ook de informatie die je bij opdracht 2 en 3 hebt gevonden.

a Geef antwoord op de volgende vragen:
   - Welke verpleegkundige diagnoses zijn te verwachten bij een opname van een zwangere vrouw? Beschrijf deze in de PES-structuur.
   - Wat is het gewenste resultaat? Beschrijf van elke verpleegkundige diagnose de mogelijke gewenste resultaten. Denk hierbij aan de verschillende resultaatgebieden en gebruik de RIM-structuur.
   - Benoem bij elke verpleegkundige diagnose de mogelijke verpleegkundige interventies en activiteiten die ervoor kunnen zorgen dat de gewenste resultaten worden behaald.

Vergelijk de antwoorden met elkaar en vul elkaar zo nodig aan. De verschillende verpleegkundige diagnosen kunnen worden verdeeld onder de subgroepen. Zorg ervoor dat je een totaaloverzicht krijgt van de mogelijke verpleegkundige diagnosen, resultaten en interventies. Bewaar dit in je portfolio.

b Maak een verpleegplan, specifiek voor Hanneke. Je kunt hiervoor bestaande formulieren – zoals die worden gebruikt in een ziekenhuis – voor het maken van een verpleegplan gebruiken, of zelf iets ontwikkelen. Uitgangspunt is hetgeen je in opdracht 3 hebt geschreven over de verpleegkundige anamnese en de opnameprocedure van Hanneke. Leg de resultaten vast in je portfolio.

Evaluatie

In deze leertaak heb je je verdiept in de verpleegkundige zorgverlening aan zwangere vrouwen die in een ziekenhuis worden opgenomen met een dreigende of al aanwezige complicatie. Jouw kennis over dit onderwerp is, tijdens het werken aan de opdrachten, langzamerhand uitgebreid.

In de opdrachten 3a, b en c heb je de opnameprocedure beschreven. In opdracht 4 en 5 heb je nagedacht over verpleegproblemen en verpleegkundige diagnosen die kunnen ontstaan tijdens de zwangerschap.

1 Kijk opnieuw naar de opnameprocedure, vanuit hetgeen je in opdracht 4 en 5 hebt geleerd over de verpleegkundige zorgverlening aan een zwangere en haar partner. Kloppen de anamnesevragen die je hebt opgesteld in opdracht 3a? Vind je dat je hier de juiste vragen hebt gesteld? Zijn ze volledig? En vind je wat je bij 3b en c hebt geschreven nog steeds correct en voldoende?

2 Geef antwoord op bovenstaande vragen en vul de antwoorden van de opdrachten 3a, b en c eventueel aan en/of haal – achteraf gezien – minder relevante items weg. Motiveer eventuele wijzigingen.

Leertaak 4

Jesse wordt geboren!

Na drie kwartier begint het infuus te werken en de weeën nemen toe in regelmaat en kracht. Mara komt geregeld langs om te kijken hoe het met Hanneke gaat. "Je doet het goed", zegt ze. Hanneke probeert de weeën op te vangen door op haar ademhaling te letten. Maar na een half uurtje lukt dat niet meer zo goed. "Ik heb pijn en het gaat zo snel!", roept ze. "Als de ene wee voorbij is komt de volgende weer." Mara ziet dat Hanneke wat in paniek raakt en dat ze bijna hyperventileert; de weeën komen nu ook snel achter elkaar. Ze belooft bij Hanneke te blijven, maar waarschuwt eerst even de arts. De arts onderzoekt Hanneke, maar de ontsluiting is nog maar vier centimeter. Hanneke kan dit bijna niet geloven. "Ik kan dit niet, straks lukt het me niet om te bevallen. Wat moet ik doen?" "Kom op", zegt Mara, "ik zal je voordoen hoe je ademt tijdens een wee." Hanneke doet precies wat zij zegt en dan gaat het een stuk beter. De weeën komen snel en zijn hevig. Floris staat er een beetje verloren bij, hij voelt zich machteloos en weet niet wat hij moet doen, Mara probeert hem erbij te betrekken.
De tijd verstrijkt en het is hard werken voor Hanneke. Om half twee 's middags is ze uitgeput en vraagt om pijnstilling.

Dokter Willems wordt gewaarschuwd en zij onderzoekt Hanneke. Gelukkig heeft Hanneke nu volledige ontsluiting en mag ze gaan persen. Hanneke is helemaal in zichzelf gekeerd, maar vindt het prettig dat ze nu iets kan doen. Floris ondersteunt haar waar hij maar kan. Het gaat razend snel allemaal. Op de verloskamer wordt hard gewerkt, Floris ondersteunt Hanneke, het personeel staat paraat, de arts geeft instructies en Mara begeleidt Hanneke. Na drie kwartier persen wordt de baby geboren. Het is een jongetje!

Oriëntatie

Een bevalling is een natuurlijke gebeurtenis, maar vraagt wel veel inspanning van de aanstaande moeder. In deze leertaak leer je hoe je de vrouw en haar partner kunt ondersteunen en begeleiden en vorm je een eigen mening over het geven van pijnstilling tijdens de partus. Verder leer je hoe je de vitale functies van moeder en kind kunt bewaken, zodat je snel en adequaat kunt handelen als er zich complicaties voordoen. Je krijgt een realistische indruk van het werken op een kraamafdeling door het zien van een video en door het bijwonen van een gastcollege.

Doelstellingen

Na het werken aan deze leertaak kun je:

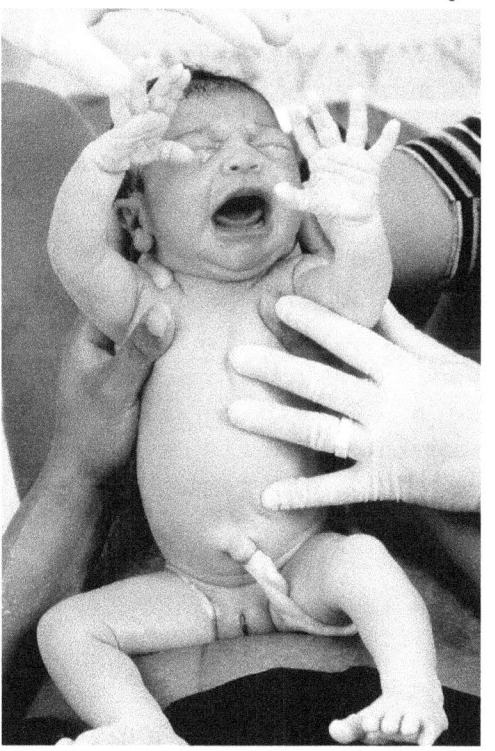

De meeste vrouwen brengen probleemloos een gezond kind ter wereld.

- aangeven waaruit de verpleegkundige basiszorg tijdens een partus bestaat
- de hygiënische maatregelen die moeten worden genomen tijdens de partus en de kraamperiode beschrijven en uitvoeren
- aangeven hoe je de kraamvrouw en haar partner tijdens de partus kunt begeleiden
- de vitale functies van moeder en kind bewaken
- benoemen welke pijnstilling mogelijk en gebruikelijk is tijdens de partus en jouw mening over pijnstillende interventies tijdens de partus motiveren
- aangeven welke problemen kunnen ontstaan tijdens een partus en hoe zorgverleners hierop kunnen anticiperen
- aandachtspunten benoemen voor de verpleegkundige zorgverlening tijdens kunstverlossingen en andere pathologische baringen.

Planning

Bespreek de opdrachten in deze leertaak met je begeleidend docent en schrijf op hoe en wanneer je eraan gaat werken. Maak ook afspraken over het bekijken van de video, over het gastcollege en het inleveren van de opdrachten.

Richtlijnen voor de studiebelasting:

Oriëntatie en planning	0,5	sbu
Opdracht 1	2	sbu
Opdracht 2	2	sbu
Opdracht 3	2	sbu
Opdracht 4	5	sbu
Opdracht 5	2	sbu
Opdracht 6	2	sbu
Evaluatie	1	sbu
Totaal	16,5	sbu

Uitvoering

Opdracht 1   De bevalling

Bekijk een video over een normale bevalling.
a   Schrijf na het zien van de video een korte recensie voor een verpleegkundig vakblad. Hierin moet komen te staan:
   - de belangrijkste boodschap of informatie uit de film
   - voor welke doelgroep de video is gemaakt
   - welke emoties en ideeën je kreeg tijdens het zien van de film (Wat deed het met je?)
   - een persoonlijke beoordeling van de informatie (bijv. Ben je het hiermee eens of oneens, was het een reële weergave of was deze erg overtrokken, volledig of onvolledig, enz.)
   - een beoordeling van het totaal van de film.

Een recensie kan pas worden geschreven nadat de film is vertoond. Natuurlijk mag je wel tijdens de film aantekeningen maken die als geheugensteuntjes kunnen dienen.

b   Lees de recensies van de andere leden van je subgroep. Bespreek de overeenkomsten en verschillen.

Opdracht 2   Werken op een kraamafdeling

Woon een gastcollege bij van een verpleegkundige uit het ziekenhuis over het onderwerp 'werken op een kraamafdeling'.
Ter voorbereiding op dit college:
a   zoek je informatie op over de rol en taken van de verpleegkundige op een kraamafdeling en tijdens de partus
b   noteer je de vragen die je wilt stellen aan de verpleegkundige die het gastcollege geeft. Wat wil je weten over het werken op een kraamafdeling?
Zorg ervoor dat je tijdens het college antwoord krijgt op je vragen.

Opdracht 3   De normale bevalling

Bevallen is een natuurlijk gebeuren en de meeste vrouwen brengen probleemloos een gezond kind ter wereld. Om de vrouw en haar partner goed te kunnen begeleiden tijdens de bevalling is het belangrijk te weten hoe een normale bevalling verloopt.

a   Geef in je subgroep antwoord op de volgende vragen en werk de opdrachten uit.
   - Waaruit bestaat het baringskanaal? Maak een tekening van het baringskanaal waaruit je anatomische kennis blijkt.
   - Beschrijf de weg en de bewegingen van het kind door het baringskanaal. Ga hierbij uit van een achterhoofdsligging van het kind.
   - Benoem de verschillende mogelijke andere liggingen van het kind.
   - Wat is een wee en welke verschillende weeën kun je onderscheiden?
   - In welke houdingen kan een vrouw bevallen?
   - Een bevalling kun je indelen in vier tijdperken. Noem deze tijdperken en geef de belangrijkste kenmerken van elk tijdperk.
   - Benoem bij elk tijdperk waaruit de begeleiding van de kraamvrouw en haar partner bestaat.

In de meeste situaties wordt een kraamvrouw tijdens de bevalling ondersteund door haar partner. Soms is hiernaast nog een vriendin of moeder aanwezig. De zorgverlening die we bieden is hierop afgestemd.
Onbewust gaan we vaak uit van de 'meest voorkomende situatie': een kraamvrouw met een

mannelijke partner. Er zijn natuurlijk ook andere combinaties mogelijk. En soms is een zwangere vrouw, al dan niet bewust gepland, alleenstaande ouder.

b Heeft dit gevolgen voor jouw begeleiding van de kraamvrouw? Waarom wel of waarom juist niet? Motiveer je antwoord.

c Zet de mening(en) binnen je subgroep op een flap-over en bespreek het onderwerp plenair. Wijs hiervoor een van de groepsgenoten aan als gespreksleider of doe dit onder leiding van de docent.

Opdracht 4 Kunstverlossingen en andere ingrepen tijdens de bevalling

Omdat Hanneke een zwangerschapshypertensie heeft wordt de bevalling ingeleid. Nadat ze een half uur flinke weeën heeft gehad ziet ze het eigenlijk niet meer zitten. Ze kan de weeën niet goed meer opvangen en ze heeft nog maar vier centimeter ontsluiting! Straks lukt het haar niet om zelfstandig te bevallen en is een kunstverlossing nodig.

Gelukkig verloopt een bevalling meestal probleemloos, maar er zijn ook situaties waarin op de een of andere manier moet worden ingegrepen. Zeker in een klinische setting zal regelmatig een pathologische situatie ontstaan. Dan verandert een gewone bevalling in één moment in een situatie die acuut handelen van alle aanwezige hulpverleners vraagt.

a Geef het antwoord op onderstaande vragen.
- Op welke manier kunnen de vitale functies van moeder en kind tijdens een bevalling worden bewaakt? Wat is hierbij normaal en wat is afwijkend?
- Welke redenen zijn er om een bevalling in te leiden? Op welke wijze kan een bevalling worden ingeleid? Waaruit bestaat de verpleegkundige zorg tijdens een inleiding?
- In opdracht 3a heb je de afwijkende liggingen van het kind benoemd. Wat zijn de consequenties hiervan voor de bevalling?
- Welke problemen kunnen zich tijdens de partus voordoen rondom placenta, navelstreng en vruchtwater? Welke verpleegkundige interventies of acties horen hierbij?

b Benoem welke kunstverlossingen en operatieve ingrepen mogelijk zijn. Verdeel deze tussen de subgroepen; werk per kunstverlossing/ingreep de volgende zaken uit:
- Wanneer wordt gekozen voor deze kunstverlossing of operatieve ingreep?
- Hoe verloopt de kunstverlossing of operatie?
- Waaruit bestaat de verpleegkundige zorg voor, tijdens en na de kunstverlossing of operatieve ingreep?
- Presenteer de uitwerking van opdracht 3b aan de studenten van de andere subgroepen, bijvoorbeeld in een klinische les.

Opdracht 5 'Beste Florence'

In een verpleegkundig vakblad is een aparte rubriek ingericht waarin verpleegkundigen vragen kunnen stellen aan een ervaren collega. Deze rubriek heet 'Beste Florence' en jij bent vandaag de ervaren verpleegkundige die het antwoord op onderstaande ingezonden brief mag formuleren. Je antwoord beslaat maximaal één A4'tje.

BESTE FLORENCE,

Sinds een halfjaar werk ik als verpleegkundige op een kraamafdeling. Er zijn ook twee verloskamers op deze afdeling, hier werk ik ook.

Nu valt het mij vaak op dat vrouwen tijdens de bevalling erg veel pijn hebben. Soms kunnen ze het echt niet meer uithouden! Ik vraag me af of dit echt nodig is. Waarom krijgen vrouwen tijdens een bevalling niet standaard pijnbestrijding? Volgens mij is dat in andere landen ook zo geregeld. Kun jij mij misschien vertellen waarom dat niet gebeurt? Onze verloskundigen en de gynaecoloog reageren afwijzend als ik hierover begin. En ook de hoofdverpleegkundige kan deze vraag eigenlijk niet goed beantwoorden. "Het is nu eenmaal zo, daar verander je niets aan", zegt ze.

Beste Florence, weet jij waarom dit zo is? En wat vind jij, is pijnstilling geven aan een vrouw in partu niet veel beter? Waarom zou je het niet doen?

Kun je me ook adviseren over hoe ik dit onderwerp op onze afdeling kan bespreken? Nu loopt iedereen voor de discussie weg!

Met vriendelijke groet,
Annabel

Opdracht 6   Kraamvrouwenkoorts

Kraamvrouwenkoorts was al in de oudheid bekend. Maar vanaf de zeventiende eeuw steeg het aantal vrouwen dat aan kraamvrouwenkoorts stierf onrustbarend! Verschillende artsen wezen op het feit dat deze ziekte werd veroorzaakt door besmetting van de ene patiënt via de andere. De besmetting werd overgebracht door 'gebrek aan zindelijkheid' via de arts of de vroedvrouw. Maar dokter Semmelweis (1818-1865) verwierf de meeste roem in de strijd tegen kraamvrouwenkoorts. Hij merkte op dat kraamvrouwenkoorts veel vaker voorkwam op een zaal waar de kraamvrouwen werden verzorgd door medisch studenten, die ook secties verrichtten op de 'dodenkamer'. De vrouwen die op een andere zaal – waar alleen vroedvrouwen werkten – lagen, werden veel minder vaak ziek. Zo kwam hij op het juiste spoor: kraamvrouwenkoorts werd van de doden, via de artsen en studenten, overgebracht op jonge moeders.

Hij ging voortvarend met zijn ontdekking aan de slag, alhoewel hij nog onbekend was met de werkelijke ziekteverwekkers: de bacteriën. Medisch en verpleegkundig personeel moest vóór onderzoek en behandeling van de kraamvrouwen handen wassen in een chloorkalkoplossing. De resultaten waren verbluffend ... na twee jaar tijd was het percentage van de mortaliteit onder de kraamvrouwen teruggevallen van 12,24 tot 1,27%!

Bewerkt naar: *Van olie en wijn, geschiedenis van verpleegkunde, geneeskunde en sociale zorg,* A.P.M. van der Meij-de Leur.

Gelukkig weten we nu meer van infectiepreventie! Zoek in je studieboeken op welke hygiënische maatregelen moeten worden genomen om problemen, zoals kraamvrouwenkoorts, te voorkomen. Benoem deze maatregelen, die zowel op de verloskamer als tijdens de kraamperiode genomen moeten worden.

Wat kan er allemaal gebeuren als er onvoldoende hygiënisch wordt gewerkt? Benoem de verpleegproblemen die daardoor kunnen ontstaan.

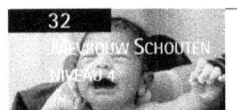

Evaluatie

1 Bekijk de antwoorden en uitwerking van de verschillende opdrachten in deze leertaak. Geef per opdracht aan wat het belangrijkste leerpunt is geweest en welke vragen je nog hebt.
2 Bekijk de doelstellingen van deze leertaak. Heb je ze allemaal bereikt? Waaraan moet je eventueel nog meer aandacht besteden?
3 Geef een oordeel over de manier waarop je aan deze leertaak hebt gewerkt. Hoe was jouw inbreng tijdens het werken in subgroepen en tijdens het kijken naar de video, bij het gastcollege en andere plenaire bijeenkomsten? Wat zul je een volgende keer anders doen?
4 Geef een oordeel over de manier waarop de andere leden van je subgroep aan deze leertaak hebben gewerkt. Benoem wat goed ging en wat beter kan. Geef elkaar op een correcte manier feedback.
5 Maak op basis hiervan een kort verslag waaruit duidelijk wordt:
   - wat je in deze leertaak hebt geleerd
   - waar je nog meer aandacht aan wilt besteden.

Leertaak 5

Zorgen voor de kraamvrouw

Tijdens het hechten wordt Hanneke erg duizelig en misselijk. Ze verliest erg veel bloed, wel twee keer zoveel als normaal! De arts denkt dat haar baarmoeder niet goed samentrekt, controleert dit en verhoogt gelijk het infuus met de weeënstimulerende medicatie. Gelukkig reageert Hanneke hier goed op. Er was even paniek in de verloskamer, maar dankzij de snelle reactie van de arts raakt Hanneke niet in shock!
Mara verzorgt Jesse en Hanneke. Ze laat ze niet alleen en doet de controles vaker dan in een normale situatie. Later brengt Mara moeder en kind naar de kraamafdeling. Floris volgt en wil – bijgekomen van de schrik – de hele wereld laten weten dat ze een gezonde zoon hebben!

Omdat Hanneke zoveel bloed heeft verloren, moet ze nog zeker een dag in het ziekenhuis blijven. Haar Hb wordt gecontroleerd en misschien heeft ze wel een bloedtransfusie nodig.
De volgende dag is Hanneke te slap om op haar benen te staan. Uit het laboratoriumonderzoek blijkt dat haar Hb maar 4,7 is! Tijdens de visite van de arts wordt besloten dat Hanneke drie zakjes RBC krijgt. Hanneke vindt dit beslist niet leuk, maar beseft ook wel dat ze eigenlijk geen keuze heeft.

Het duurt nog twee dagen voordat Hanneke en Jesse naar huis mogen. In die periode moet Hanneke veel rust nemen. Alles is anders gegaan dan ze had verwacht: de zwangerschap, de bevalling en nu ook nog de extra vermoeidheid tijdens het kraambed. Hanneke huilt als Floris op bezoek komt. "Ik voel helemaal niets, ik kan helemaal niets, ik ben helemaal geen goede moeder, hoe moet dat nu?" Floris weet hier ook niet goed raad mee, de situatie is niet zoals hij het zich heeft voorgesteld, Hanneke reageert anders dan normaal en is beslist niet zichzelf. Mara probeert hen hierin zo goed mogelijk te begeleiden en geeft aan dat de band tussen ouders en kind moet groeien en dat onzekerheden in deze periode normaal zijn. Verder vertelt ze dat Hanneke nog steeds een laag ijzergehalte heeft in haar bloed, waardoor ze erg moe en slapjes is.

Oriëntatie

Na de geboorte van Jesse moet het lichaam van Hanneke zich herstellen. In korte tijd vinden er veel veranderingen plaats. Men noemt dit 'ontzwangeren'.
In deze leertaak beschrijf je de belangrijkste facetten van de verpleegkundige zorgverlening gedurende deze periode. Zowel in de eerste uren post partum als in de verdere kraamperiode.

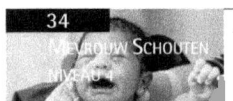

In de laatste opdracht kijk je 'over de Nederlandse grenzen' en richt je je op culturele verschillen in de zorgverlening rondom zwangerschap, de bevalling en de kraamperiode. Hoe zijn gewoontes en gebruiken in andere landen?

Doelstellingen

Na het werken aan deze leertaak kun je:
- de lichamelijke en emotionele problemen van een kraamvrouw omschrijven
- de problematiek van een kraamvrouw na een klinische bevalling met complicaties beschrijven
- aangeven waaruit de verpleegkundige basiszorg voor een kraamvrouw bestaat
- aangeven hoe je de kraamvrouw en haar partner gedurende het kraambed kunt begeleiden
- weergeven welke observaties en controles je verricht bij een kraamvrouw en wat daarbij normaal en afwijkend is
- het wondgebied van een kraamvrouw met een gehechte ruptuur of episiotomie verzorgen
- een verpleegplan maken voor een kraamvrouw
- culturele verschillen rondom de zwangerschap, bevalling en kraamperiode begrijpen, benoemen en ermee omgaan.

Planning

Bespreek de opdrachten in deze leertaak met je begeleidend docent en schrijf op hoe en wanneer je eraan gaat werken. Maak ook afspraken over het inleveren van de opdrachten. In opdracht 4 kan een gastdocent worden uitgenodigd of kun je interviews afnemen bij vrouwen met een andere culturele achtergrond. Maak ook hierover afspraken met je docent.

Richtlijnen voor de studiebelasting:

Oriëntatie en planning	0,5	sbu
Opdracht 1	3	sbu
Opdracht 2	3	sbu
Opdracht 3	3	sbu
Opdracht 4	3	sbu
Evaluatie	2	sbu
Totaal	14,5	sbu

Uitvoering

Opdracht 1 Rozengeur en maneschijn

Babyblues
Probeer je voor te stellen dat je een kraamvrouw bent, net bevallen van je eerste kind. Misschien heb je zelf al kinderen en kun je je nog herinneren hoe het was om kraamvrouw te zijn. Hoe voelt het? Wat lijkt je leuk? Wat lijkt je moeilijk?
Tijdens een kraambed verandert er veel in het lichaam van de vrouw. Zoek in je studieboeken

op wat de lichamelijke en hormonale veranderingen zijn en welke gevolgen dit kan hebben op de emoties en de psychische gesteldheid van de kraamvrouw. Maak voor jezelf aantekeningen.
Bespreek deze onderwerpen plenair. Wijs hiervoor een van de groepsgenoten aan als gespreksleider of doe dit onder leiding van de docent. Maak een kort verslag van je bevindingen.

Risico op tekortschietende ouderlijke zorg
Iedere kraamvrouw is onzeker en moet wennen aan de nieuwe rol als moeder. Zeker als het haar eerste kind betreft. Maar soms zijn de problemen groter, bijvoorbeeld omdat de baby, eenmaal geboren, niet aan de verwachtingen voldoet. De relatie tussen de ouders onderling verandert en ook dit kan leiden tot spanningen.

HANNEKES BUURVROUW

Op de kraamafdeling ligt ook Anja, een jonge vrouw die net haar eerste kind heeft gekregen. Het is een dochter, Vera. Anja ligt veel te slapen en lijkt zich niet erg om Vera te bekommeren. Regelmatig geeft Anja aan dat ze bang is haar te laten vallen en... eigenlijk had ze liever een jongetje gehad. De zwangerschap was niet gepland, Anja vindt zichzelf veel te jong om een kind te hebben. En een leuke baan kan ze nu ook wel vergeten. Anja's vriend, de vader van Vera, was bij de bevalling aanwezig, maar moest daarna direct weer aan het werk. Hij is vrachtwagenchauffeur en is vaak op pad.
Anja is opgegroeid in verschillende pleeggezinnen en tehuizen, omdat haar moeder de zorg voor Anja en haar twee jongere broertjes niet aankon. Anja heeft haar vader voor het laatst gezien toen ze 5 jaar was. Anja zegt: "Mijn ouders konden niet goed voor mij zorgen, het lukt mij vast ook niet."

In het kraambed kunnen al problemen ontstaan in de relatie tussen moeder en kind.
Een verpleegkundige diagnose, gericht op dit onderwerp luidt 'Risico op tekortschietende ouderlijke zorg'. Zoek informatie over deze verpleegkundige diagnose op en geef samen met de andere leden van de subgroep antwoord op de volgende vragen.
a Wat is een risicodiagnose?
b Vind je deze risicodiagnose van toepassing op Anja? Motiveer je antwoord.
c Beschrijf de oorzaken en beïnvloedende factoren die bij Anja een rol zouden kunnen spelen.
d Geef aan welke verpleegkundige interventies je uitvoert om problemen in de relatie tussen Anja en Vera te voorkomen.

Opdracht 2 Een kraamvrouw verplegen

In betrekkelijk korte tijd verandert er veel in het lichaam van de kraamvrouw. In de vorige opdracht van deze leertaak heb je daarbij stilgestaan. In de kraamperiode volg je deze veranderingen bij de kraamvrouw en observeer je of ze wel goed verlopen.
Sommige verpleegkundigen verdelen de specifieke aandachtspunten en observaties bij een kraamvrouw in 'De zes B's'.
- Borsten
- Buik
- Baarmoeder
- Blaas
- Benen
- Beleving

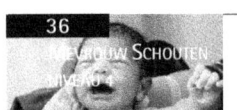

In leertaak 6 komt de verzorging van de borsten van de kraamvrouw aan de orde. Daarom laten we dit aspect hier rusten. Verdeel de andere vijf B's tussen de subgroepen en beantwoord de volgende vragen.

a Welke veranderingen in dit aandachtsgebied zijn normaal? Maak gebruik van hetgeen je in opdracht 1 opgeschreven hebt en vul dit aan met gegevens uit je studieboeken en/of van internet.

b Welke verpleegkundige en/of medische problemen kunnen ontstaan in dit aandachtsgebied?

c Welke verpleegkundige interventies, inclusief observaties en controles, voer je uit in dit aandachtsgebied?

d Welke veranderingen zijn in dit aandachtsgebied niet normaal en waarom niet? Wanneer is welke actie dan nodig?

Geef de antwoorden van je subgroep ook aan de leden van de andere subgroepen. Lees alle informatie door. Stel elkaar vragen als het onduidelijk is of als je iets niet begrijpt. Maak een verslag van de resultaten.

Opdracht 3 Medische complicaties in het kraambed

a Direct na de bevalling verliest Hanneke erg veel bloed. Dit heet een fluxus post partum.
  - Wanneer spreek je van een fluxus?
  - Wat kunnen de oorzaken van een fluxus zijn?
  - Benoem aandachtspunten voor de verpleegkundige zorgverlening aan een kraamvrouw met een fluxus post partum:
    • in de acute fase
    • gedurende de eerste uren op de kraamafdeling
    • tijdens de verdere opnameperiode.

b Hanneke heeft een ruptuur opgelopen tijdens de partus en moet worden gehecht.
  - Benoem de redenen waarom een vrouw een ruptuur oploopt.
  - Benoem welke verschillende rupturen mogelijk zijn en geef aan wat het onderscheid is.
  - Wat is het verschil tussen een ruptuur en een episiotomie?
  - Geef aan hoe je het wondgebied van een kraamvrouw met een gehechte ruptuur of episiotomie verzorgt.
  - Welke informatie geef je Hanneke? Wat kan zij doen om de genezing van de wond te optimaliseren?

c Naast de hierboven genoemde medische complicaties zijn er nog meer aandoeningen die een kraamvrouw kan krijgen. Zoek op welke medische problemen – naast de in opdracht 3a en b behandelde fluxus en rupturen – kunnen ontstaan in het kraambed. Verdeel de verschillende aandoeningen tussen de subgroepen.

Elke subgroep neemt hierna de volgende stappen:
  - Zoek informatie over deze aandoening en bestudeer deze.
  - Formuleer toetsvragen over deze aandoening waarin alle belangrijke aspecten van de verpleegkundige zorgverlening aan bod komen.
  - Verdeel hierna de verschillende aandoeningen opnieuw, inclusief de toetsvragen. Zorg ervoor dat iedereen nu een ander onderwerp moet behandelen. De nieuwe subgroep formuleert antwoorden op de gestelde toetsvragen. Hierbij mag je gebruikmaken van studieboeken.

Als alle toetsvragen zijn beantwoord bespreek je ze plenair. Wijs hiervoor een van de groepsgenoten aan als gespreksleider of doe dit onder leiding van de docent.
Zorg ervoor dat je bij de afronding van deze opdracht alle toetsvragen en antwoorden in je bezit hebt! Lees de informatie door.

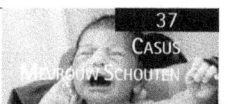

Opdracht 4 Culturele verschillen

In dit werkboek leer je vooral hoe de zwangerschap, bevalling en de kraamzorg in Nederland zijn georganiseerd en wat hier 'normaal' is. Maar gaat dat altijd op deze manier? Hoe verlopen bevallingen en kraamperiode in andere landen?

Kies samen met een groepsgenoot een land of cultuur waarvan je uitwerkt hoe wordt gedacht over en omgegaan met de volgende punten:
- begeleiding en medische zorg tijdens de zwangerschap en de partus
- pijnbestrijding tijdens de partus
- rol van de partner en familie tijdens de partus
- borst- en/of flesvoeding
- kraamzorg.

Zorg ervoor dat elk duo een ander land of een andere cultuur kiest. Haal informatie uit (studie-)boeken en van internet. Misschien kun je een gesprek regelen met vrouwen die zelf de door jullie gekozen culturele achtergrond hebben, of misschien kun je een gastcollege van een deskundige op dit gebied organiseren.

Werk de antwoorden uit op een flap-over en presenteer dit tijdens een plenaire bijeenkomst. Discussieer met elkaar over de volgende stelling:
- Patiënten vanuit een ander land moeten zich altijd aanpassen aan de gewoontes binnen de Nederlandse gezondheidszorg.

Evaluatie

Maak voor Hanneke een verpleegplan. Laat hierin duidelijk naar voren komen, bijvoorbeeld in een tijdspad, welke verpleegkundige interventies, acties, observaties en/of controles je uitvoert post partum. Begin direct na de partus en werk het verpleegplan uit tot het moment dat zij op de tweede dag post partum met ontslag gaat.

Maak hierbij gebruik van je uitwerking van de opdrachten binnen leertaak 1, 2 en 3.

Leertaak 6

Borst- en flesvoeding

Hanneke heeft voor de bevalling met Mara besproken dat ze borstvoeding wil gaan geven. Maar nu het zover is weet Hanneke niet meer of ze het echt wel wil, ze laat alles over zich heen komen en maakt een passieve indruk. Mara begeleidt haar bij het geven van de borstvoeding, ze weet goed om te gaan met Hannekes houding. Het hoort erbij, maar ze besteedt hier wel extra aandacht aan. Het team van de afdeling heeft vorig jaar van de World Health Organization een onderscheiding gekregen als 'Baby friendly hospital' en daar is ze trots op.
Mara overlegt met dokter Willems over de afbouw van de medicijnen in verband met de borstvoeding.

Oriëntatie

Zoals je in de casus leest, kiest Hanneke bewust voor borstvoeding voor haar zoon Jesse. Vroeger was er geen flesvoeding (tegenwoordig ook wel kunstvoeding genoemd), dus toen was de keuze eenvoudig gemaakt. Rijke mensen die geen borstvoeding wilden geven, namen een 'min' in dienst. De min gaf haar eigen kind borstvoeding en dat van opdrachtgevers. In de jaren zeventig van de twintigste eeuw kwam de kunstvoeding op de markt, wat een afname van borstvoeding tot gevolg had. Vanaf de jaren negentig van de vorige eeuw zien we weer een toename van het aantal kinderen dat borstvoeding krijgt.

Borst- en flesvoeding hebben beide zowel voor- als nadelen. De keuze tussen borst- en flesvoeding is een keuze die de aanstaande ouders in eerste instantie zelf maken. Tijdens het kraambed gaan mensen weleens twijfelen aan hun keuze, omdat het bijvoorbeeld allemaal niet zo gaat als ze gehoopt hadden. Als verpleegkundige dien je dan een adviserende en steunende rol te hebben, waarbij het belangrijk is dat je respect toont voor beide keuzes: borst- of flesvoeding.
In deze leertaak sta je stil bij de afwe-

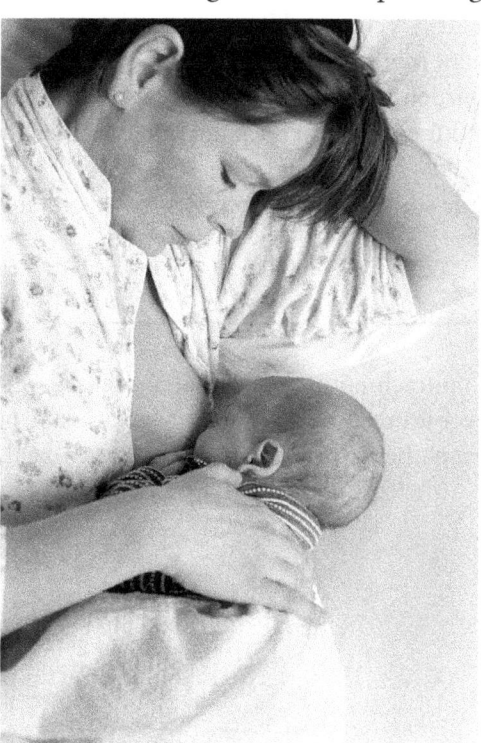
Borstvoeding, de beste start.

gingen die gemaakt zijn bij de keuze van borst- of flesvoeding. Je onderzoekt de anatomie en fysiologie van de vrouwelijke borst. De verschillen in borst- en flesvoeding breng je in kaart. Je bekijkt wat je rol is bij het begeleiden van borst- en flesvoeding. Je onderzoekt de uitgangspunten van de verschillende instanties die zich bezighouden met borstvoeding, zodat je goed kunt doorverwijzen. Het borstvoedingscertificaat van de WHO is eveneens onderwerp van een opdracht. Ten slotte bereid je je voor op een goede zorgverlening bij gezondheidsproblemen die kunnen optreden bij borstvoeding.

Dit is een zeer uitgebreide leertaak met een grote diversiteit aan opdrachten; kennis, houding en vaardigheden komen ruim aan bod, individueel en in subgroepen.

Doelstellingen

Na het werken aan deze leertaak kun je:
- de anatomie van de vrouwelijke borst benoemen
- de verschillen en voor- en nadelen van borst- en flesvoeding aangeven
- aangeven welke rol je hebt bij het maken van een keuze tussen borst- en flesvoeding
- uitleggen waar de begeleiding bij de voeding uit kan bestaan
- de baby op verschillende manieren aanleggen
- de voor- en nadelen van voeden op de klok en 'feeding on demand' weergeven
- argumenten geven waarom wel of niet bijgevoed mag worden
- uitleggen hoe gezondheidsproblemen bij borstvoeding voorkomen kunnen worden
- de juiste interventies toepassen bij gezondheidsproblemen rond de borstvoeding
- uitleggen wat cupfeeding is en dit toepassen
- een elektrische en een handkolf hanteren
- diverse borstverbanden aanleggen
- een overzicht geven van de verschillende instanties die zich met borstvoeding bezighouden, met hun doelstellingen en werkwijzen
- de voorwaarden voor het borstvoedingscertificaat van de WHO benoemen
- aandachtspunten bij de bereiding en het toedienen van flesvoeding weergeven
- flesvoeding klaarmaken en bewaren
- verschillende soorten en merken flesvoeding benoemen.

Planning

Bespreek de opdrachten in deze leertaak met je begeleidend docent en schrijf op hoe en wanneer je eraan gaat werken. Maak ook afspraken over het inleveren van de opdrachten en het gebruik van het praktijklokaal.

Richtlijnen voor de studiebelasting:

Oriëntatie en planning	0,5	sbu
Opdracht 1	1	sbu
Opdracht 2	2	sbu
Opdracht 3	3	sbu
Opdracht 4	5	sbu
Opdracht 5	3	sbu
Opdracht 6	2	sbu
Opdracht 7	3	sbu
Opdracht 8	4	sbu
Evaluatie	2,5	sbu
Totaal	26	sbu

Literatuursuggesties
Voor het beantwoorden van de verschillende vragen in de opdrachten kun je gebruikmaken van internet en van folders die betrekking hebben op de verschillende onderdelen van de opdrachten.
Boeken over borstvoeding:
Sparks en Taylor, *Borstvoeding geven: een antwoord op heel veel vragen*.
A. de Reede-Dunselman, *Handboek borstvoeding*.
La Leche League, *Handboek borstvoeding*.
In de literatuurlijst achter in dit boek vind je meer suggesties.
Via www.borstvoeding.nl opent zich een wereld van internetinformatie voor je. Stichting Lichaamstaal (www.stichtinglichaamstaal.nl) heeft regelmatig nieuwe video's over borstvoeding en andere kraamzorg-gerelateerde onderwerpen. De voedingsindustrie verstrekt doorgaans ruimschoots informatie over alles wat komt kijken bij flesvoeding.

Uitvoering

Opdracht 1 Borst en/of fles

Beantwoord de onderstaande vragen.
a Welke kijk heb jij zelf op borstvoeding en flesvoeding?
b Welke voeding heb je zelf als baby gehad? Heb je misschien een combinatie van beide gehad? Vraag zo mogelijk je moeder hoe deze keuze tot stand is gekomen. Je kunt ook in vakbladen of in literatuur opzoeken wat destijds gebruikelijk was. Wissel de antwoorden uit met groepsgenoten.
c Zie je verschillen bij de keuze tussen borstvoeding en/of flesvoeding bij mensen met verschillende culturele achtergronden? Zo ja, welke?
d Vraag aan mensen om je heen welke beleving en gevoelens (schaamtegevoelens?) zij zoal hebben/hadden bij het geven van borstvoeding.
e Maak een lijst met argumenten die je bent tegengekomen om tot een keuze te komen. Denk je dat deze argumenten in deze tijd nog opgaan?

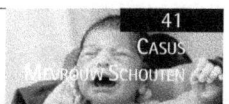

Opdracht 2 De vrouwenborst

In deze opdracht bestudeer je de bouw en de functie van de borst in verschillende fasen van een vrouwenleven en specifiek in de zwangerschap en tijdens het geven van borstvoeding.
a Er zijn verschillende momenten in het leven van een vrouw waarin de borsten veranderen. Beschrijf de aard van de verandering voor de volgende periode/levensfase:
- voor de puberteit
- tijdens de puberteit
- tijdens de menstruatiecyclus
- tijdens de zwangerschap
- na de geboorte
- na de overgang.

Maak hiervoor gebruik van diverse anatomie- en fysiologieboeken.
b Om goede begeleiding bij borstvoeding te kunnen geven, heeft een verpleegkundige specifieke kennis nodig van de bouw en werking van de borsten. Benoem de onderdelen van de vrouwelijke borst aan de hand van onderstaande tekening.

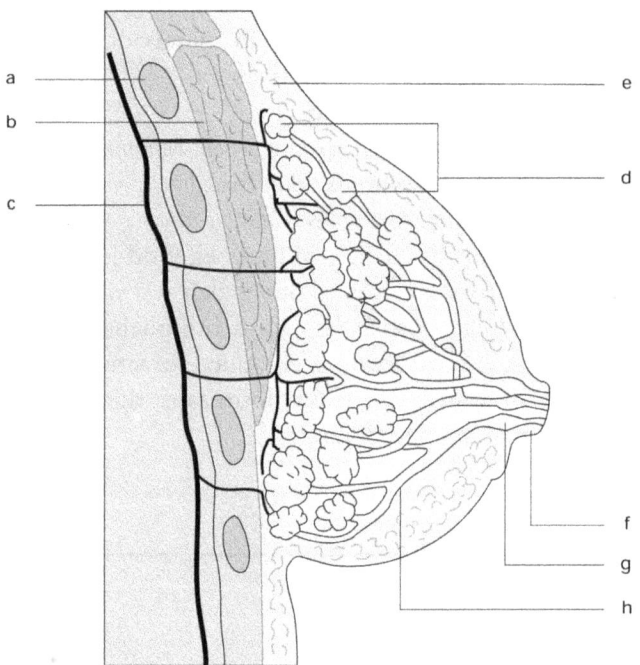

Doorsnede van een vrouwenborst.

c Zoek op wat de volgende woorden betekenen en/of wat de relatie is met borstvoeding.
- lactatie
- alveoli
- areola
- kliertjes van Montgomery
- oxytocine
- prolactine
- toeschietreflex
- colostrum.

Opdracht 3 Borst- en flesvoeding: verschillen

Onderstaand schema kun je gebruiken om de verschillen tussen borst- en flesvoeding in kaart te brengen. Maak gebruik van verschillende bronnen, boeken, folders en websites. Wanneer je de verschillen tussen borst- en flesvoeding in kaart hebt gebracht, zijn ook de voor- en nadelen van beide duidelijk te zien. Beantwoord dan tevens de vragen.

a Als je zelf moet kiezen, waarvoor kies je dan en waarom?
b Geef aan welke voor- en nadelen van borst- of flesvoeding voor aanstaande ouders bij de uiteindelijke keuze een rol kunnen spelen.

		Borstvoeding	Flesvoeding
Moeder	voeding		
	houding		
	voorbereiding zwangerschap		
	gebruik genotmiddelen/medicijnen		
	borstverzorging		
	anticonceptie		
	kosten		
	milieubelasting		
	slaap-/waakritme		
	werken		
Vader	verdeling zorgtaken		
Baby	zuigbehoefte		
	contact		
	ontlasting		
	frequentie van voeden		
	duur van de voeding		
	groei eerste jaar		
	samenstelling		
	vitamines		
	allergie		
	smaak		
	antistoffen		
	temperatuur		

Opdracht 4 Borstvoeding in de praktijk

Een baby op de juiste manier aanleggen is een kunst op zich. Deze kunst kun je je eigen maken door goed op de hoogte te zijn van de zuigtechniek van de baby, in combinatie met een goede aanlegtechniek.

a Bekijk een video over het aanleggen van de zuigeling aan de borst. Schrijf belangrijke aandachtspunten op die ook van belang kunnen zijn voor de voorlichting die je geeft aan Hanneke.

b Zoek informatie over het geven van borstvoeding. Informatie kun je vinden in boeken over zwangerschap en bevalling, naslagwerken over borstvoeding, voorlichtingsfolders en via de website www.borstvoeding.nl. Het is handig om de volgende indeling te gebruiken:
- hygiëne
- relatie baarmoederstand en borstvoeding
- houdingen
- aanleggen
- van de borst afnemen
- tijdsduur van het voeden
- boeren en spugen
- urine en ontlasting van de zuigeling
- hoeveelheid voeding
- wel of niet bijvoeden
- cupfeeding met behulp van kopje of lepeltje

- kolven met de handkolf
- kolven met een elektrische pomp.

c In het praktijklokaal oefen je (afhankelijk van je ervaring en leerbehoefte) de volgende vaardigheden rondom de borstvoeding:
- aanleggen van de zuigeling in verschillende houdingen
- voeden met behulp van kopje of lepeltje/cupfeeding
- kolven met de handkolf
- kolven met een elektrische pomp
- een steunverband aanleggen bij stuwing
- een borstverband aanleggen als er geen borstvoeding wordt gegeven.

d Daarna speel je in een oefensituatie het voor de eerste keer aanleggen van Jesse bij Hanneke na. Bedenk vooraf wat je Hanneke gaat uitleggen.

Opdracht 5 Borstvoedingsinstanties

In Nederland zijn verschillende instanties die zich bezighouden met borstvoeding. In de casus heb je al over de World Health Organisation gelezen. In de subgroep bereid je een presentatie voor de rest van de groep voor over een van deze instanties. In je presentatie moet in ieder geval de doelstelling van de organisatie naar voren komen en hoe de organisatie dit wil bereiken. Verder vertel je iets over wat de organisatie jou als verpleegkundige en Hanneke als klant/consument te bieden heeft.
Je maakt een keuze uit:
a WHO-/Unicef-certificering
b een borstvoedingsorganisatie, zoals 'La Leche League' of 'Borstvoeding Natuurlijk'
c de Nederlandse vereniging van lactatiekundigen
d Wemos.

Opdracht 6 Problemen bij het geven van borstvoeding

Veel vrouwen zijn er niet op voorbereid dat bij het geven van borstvoeding problemen kunnen ontstaan. Problemen bij borstvoeding zijn - zeker als een vrouw voor de eerste keer borstvoeding geeft - eerder regel dan uitzondering. De problemen kunnen met behulp van een ervaren verloskundige, verpleegkundige of kraamverzorgende voorkomen en zo nodig behandeld worden.
Omdat de kraamafdeling door de WHO gecertificeerd is en er gegarandeerd goed opgeleid personeel werkt dat zich honderd procent inzet voor het slagen van de borstvoeding, is de kans groot dat het ook bij Hanneke gaat lukken.
Verdeel de onderwerpen in subgroepen. Wissel de leerresultaten uit en zorg voor goede verslaglegging.
a Uit welke gezondheidspatronen van Gordon/NANDA zijn de problemen met borstvoeding afkomstig?
b Benoem de diagnoses volgens Gordon/NANDA. Beschrijf het probleem, benoem mogelijke oorzaken, geef aan hoe je het probleem herkent (PES), beschrijf het doel dat je wilt bereiken (resultaat) en benoem acties/interventies voor:
- borststuwing
- pijnlijke tepels/tepelkloven
- dreigende borstontsteking
- borstontsteking
- spruw bij de baby
- zuigverwarring of tepel/speenverwarring (bij een combinatie van fles- en borstvoeding)
- te veel of te weinig voeding
- spugen na de voeding.

Geef ook aan als er hulpmiddelen nodig zijn bij het voorkomen van problemen.

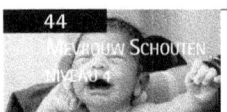

Opdracht 7 Weet wat je eet

In deze opdracht leer je de diverse soorten kunstvoeding van elkaar te onderscheiden. De gehumaniseerde voeding benadert de (humane) voeding in veel, maar niet in alle opzichten. In de subgroep maak je afspraken over het zoeken naar informatie, gevolgd door een korte presentatie.

a Oriënteer je op de verschillende merken kunstvoeding.
b Werk in subgroepen diverse 'typen' voeding uit. Elke subgroep gaat een van onderstaande typen voeding uitwerken. Zorg ervoor dat alle onderwerpen aan bod komen.
   - voeding voor de gezonde baby
   - voeding voor de hongerige baby
   - voeding en allergie
   - voeding en spugen, krampjes en obstipatie
   - voeding voor een baby met koemelkallergie
   - voeding voor een baby met milde lactose-intolerantie

Verwerk minimaal de volgende punten in een presentatie op overheadsheet of PowerPoint:
   - welke fabrikanten leveren deze voeding en onder welke naam?
   - welke samenstelling heeft deze voeding, wat onderscheidt deze van andere soorten voeding?
   - wanneer krijgt een baby deze voeding voorgeschreven?
   - wat is de prijs, omgerekend naar 100 gram? Vergelijk deze prijs met andere merken.

Opdracht 8 Flesvoeding, een vak apart?

Kraamvrouwen zijn vaak gespannen en onzeker. Als je de moeder gaat begeleiden bij het geven van voeding, zowel borst- als flesvoeding, moet je zelf goed voorbereid zijn en vertrouwen uitstralen.

Voordat je een zorgvrager kunt informeren over flesvoeding, ga je eerst op zoek naar informatie over het geven van flesvoeding.

a Bereid je voor op het geven van gezondheidsvoorlichting, door alle vragen te noteren die bij je opkomen over het bereiden en geven van flesvoeding.
b Bestudeer individueel de volgende punten:
   - hoeveelheid flesvoeding per dag
   - frequentie van de voedingen
   - benodigde materialen van de flesvoeding
   - het voeden naar behoefte of op vaste tijden
   - aandachtspunten voor het geven van flesvoeding, zowel voor de 'gever' als de 'ontvanger', de baby.
c Het grootste gevaar bij flesvoeding schuilt in fouten bij de bereiding en in fouten in de hygiëne. Om die reden stelt WHO/Unicef dan ook dat flesvoeding zeker in armere landen absoluut niet gepropageerd moet worden. Preventiemaatregelen om een infectie te voorkomen zijn ook in Nederland, ook al is hier schoon drinkwater, van belang.
d Zoek in je studieboek of in andere bronnen naar een handelingsschema voor het bereiden en geven van flesvoeding. Noteer specifiek de aandachtspunten die met hygiëne te maken hebben, ook voor het bewaren van voeding.
e Oefen in een praktijklokaal het hygiënisch klaarmaken van de flesvoeding.
f Maak een voorlichtingsplan voor een kraamvrouw die voor het eerst haar baby flesvoeding gaat geven. Zij heeft geen ervaring in het klaarmaken, noch in het toedienen van de voeding.
g Speel de voorlichting die je geeft in een rollenspel (zie hiervoor ook M. Cox, *Hoe pak ik dat aan?*). Evalueer het proces: hoe verliep de voorlichting en de inhoud, klopte de informatie inhoudelijk?

Evaluatie

1 Beschrijf de goede en minder goede kanten van de samenwerking in de subgroepen rondom de opdrachten. Wat ging goed, wat moet beslist beter en waarom?
2 Geef argumenten pro en contra, met daarbij jouw eigen mening bij de volgende uitspraken:
   - Borstvoeding geven doe je niet waar anderen bij zijn.
   - Als je borstvoeding geeft, ben je een betere moeder.
   - Verpleegkundigen op een kraamafdeling hebben invloed op de keuze voor borst- of flesvoeding.
   - *Feeding on demand* is niet te doen.
   - Bijvoeden moet afgeraden worden.
   - Als verpleegkundige op een afdeling moet ik me conformeren aan het beleid van de afdeling, ook al vind ik dit niet genoeg 'borstvoeding-minded'.
   - Een verpleegkundige op een kraamafdeling moet een bepaald soort flesvoeding, waar afspraken over gemaakt zijn, adviseren.
   - Mijn kennis is na deze leertaak voldoende om een kraamvrouw te begeleiden bij borstvoeding.
   - Mijn kennis is na deze leertaak voldoende om een kraamvrouw te begeleiden bij flesvoeding.
   - Begeleiding bij borst- en flesvoeding bestaat voor mij uit...
3 Maak een voorlichtingsfolder over flesvoeding of borstvoeding voor een kraamvrouw met haar eerste baby. Denk ook aan de culturele aspecten (zie leertaak 5).
4 Bewaar de evaluatieopdrachten voor je portfolio.

Leertaak 7

Zorgen voor de pasgeborene

Na drie kwartier persen wordt de baby geboren. Het is een jongetje! Hij geeft een flinke schreeuw en wordt meteen op Hannekes buik gelegd. Daar vinden ook de eerste controles plaats. Floris mag even later de navelstreng doorknippen.

Mara verzorgt Jesse en Hanneke. Ze laat hen niet alleen en doet de controles vaker dan in een normale situatie. Later brengt Mara moeder en kind naar de kraamafdeling.

Meestal geeft de kraamverzorgster thuis de informatie over het verzorgen van een baby, maar omdat Jesse en zijn moeder langer in het ziekenhuis moeten blijven, geeft Mara alvast wat informatie aan de ouders. Hanneke gaat in de rolstoel naar de babykamer en Floris mag leren hoe hij zijn zoon in bad kan doen.

Oriëntatie

De pasgeboren Jesse is voor zijn verzorging geheel afhankelijk van zijn omgeving. Vooral kort na de bevalling heeft Jesse specifieke zorg nodig. In deze leertaak verdiep jij je in de zorg voor de pasgeborene.
Een pasgeborene is vatbaar voor infecties; de navelstrengstomp (dit is immers een wond) in combinatie met een nog lage weerstand maken een baby kwetsbaar. Je leert welke observaties nodig zijn om de toestand van de baby te kunnen beoordelen. Je controleert vitale functies om complicaties tijdig te kunnen herkennen, maar ook om de gedragingen van de baby te kunnen volgen.
De eerste zorg wordt doorgaans door zorgverleners (kraamverzorgenden, verpleegkundigen, verloskundigen of artsen) uitgevoerd. Geleidelijk nemen de ouders deze zorg over en treedt de zorgverlener meer op de achtergrond. Thuis zullen de ouders het immers ook zelf moeten redden.
Een verpleegkundige op de verloskamer en de kraamafdeling heeft in de periode na de bevalling de taak om voorlichting te geven over de zorg voor de pasgeborene. Als een kraamvrouw, zoals Hanneke, wat langer in het ziekenhuis moet blijven neemt de verpleegkundige een aantal taken over van de kraamverzorgende die normaal gesproken thuis een belangrijk aandeel heeft in het geven van voorlichting en instructies.
In deze leertaak maak je eerst kennis met de achtergronden van de diverse vaardigheden. Vervolgens oefen je deze in het praktijklokaal en voer je de voorlichting uit in een rollenspel.

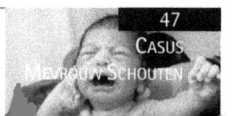

Doelstellingen

Na het werken aan deze leertaak kun je:
- de zorgproblemen van een pasgeborene herkennen
- observaties en controles uitvoeren bij een pasgeborene
- een verpleegplan maken voor een pasgeborene
- basiszorg voor een baby uitvoeren, wat betreft hygiëne, mobiliteit, voedingstoestand, uitscheiding en slaap- en waakritme
- de vitale functies van een baby bewaken
- de ouders van de pasgeborene begeleiden
- de wieg en het ledikant verzorgen
- preventie en GVO toepassen.

Planning

Bespreek de opdrachten in deze leertaak met je begeleidend docent en schrijf op hoe en wanneer je eraan gaat werken. Maak ook afspraken over het inleveren van de opdrachten en het gebruik van het praktijklokaal.

Richtlijnen voor de studiebelasting:

Oriëntatie en planning	0,5	sbu
Opdracht 1	2,5	sbu
Opdracht 2	2	sbu
Opdracht 3	3	sbu
Opdracht 4	3	sbu
Opdracht 5	4	sbu
Evaluatie	1	sbu
Totaal	16	sbu

Literatuur

R. de Jong e.a., *Verplegen van zwangeren, pasgeborenen, kinderen en jeugdigen, niveau 4*, BGO-reeks.

M.F. Schutte e.a., *Verloskunde, gynaecologie en kindergeneeskunde*.

Zorg voor ouder en kind: vaardigheden in studieopdrachten, Transferpunt Vaardigheidsonderwijs.

Sandra van der Weide, *Zorggericht werkboek voor kwalificatieniveau 4*, leertaak 8 en 9 over preventie en GVO en de hielprik.

Zoek ook naar andere boeken over de dagelijkse zorg voor een baby. Er zijn veel boeken voor ouders geschreven die goed te gebruiken zijn voor deze leertaak.

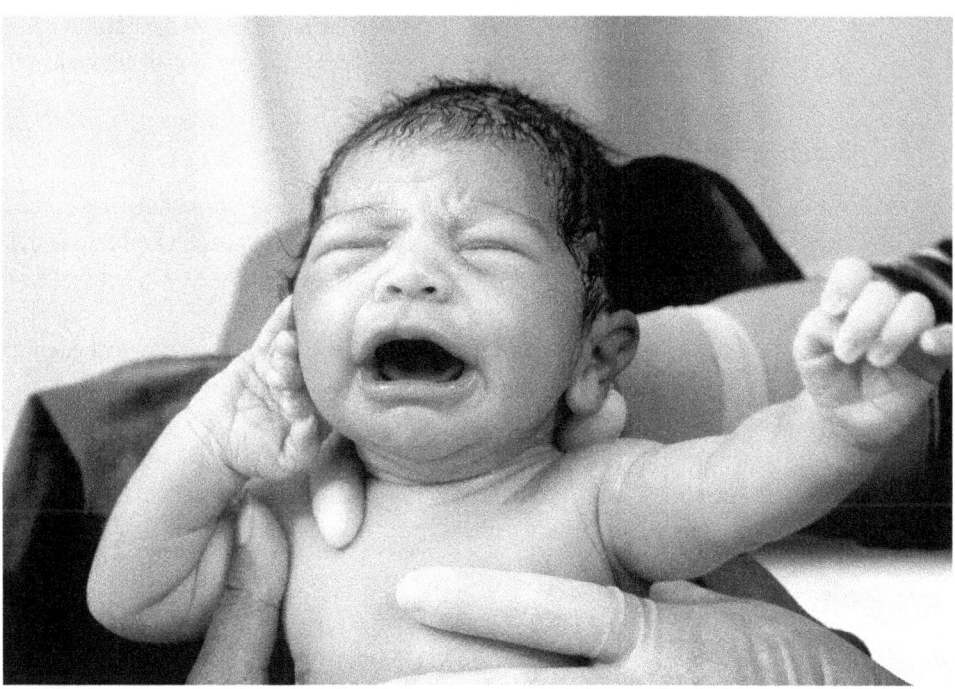

Deze baby huilt goed door.

Uitvoering

Opdracht 1 Goed doen en goed kijken

Voor Jesse is de overgang van de buik van zijn moeder naar de buitenwereld groot. De eerste 24 uur blijkt voor een groot deel of alles goed functioneert. Mara houdt daarom tijdens de opname, maar vooral tijdens de eerste 24 uur, Jesse goed in de gaten. Ze kijkt hoe Jesse zich aanpast aan zijn nieuwe leefomgeving.

a Bekijk een videoband over een bevalling en kijk met name naar die zaken die gericht zijn op de eerste zorg aan een pasgeboren baby. Wat valt je op?
b Welke zorghandelingen bij een pasgeborene zijn *direct* na een normale bevalling nodig?
c Vergelijk je observaties met wat je in de literatuur terugvindt en vul de observaties zo nodig aan.
d Geef uitleg over de betekenis en waardering van de APGAR-score.
e Welke observaties en controles doe je het eerste uur na de bevalling?
f Zoek voor de diverse handelingen en controles handelingsschema's. Put uit verschillende bronnen, waaronder de intra- en de extramurale kraamsetting.

Opdracht 2 Het verpleegplan

Goede observaties zijn van levensbelang in de zorg voor de pasgeborene: Wat is de kleur van de baby, hoe verloopt de ademhaling, welke geluiden maakt de baby (of niet)?
In deze opdracht sta je stil bij dingen die mis kunnen gaan, op welke (potentiële) problemen (de P uit de PES-structuur) je bedacht moet zijn door observaties en controles (S = signalen en symptomen). Je benoemt de oorzaak van de afwijking (E = etiologie). Vervolgens beschrijf je de resultaten en interventies. Je maakt op deze manier een standaardverpleegplan voor een pasgeborene.

a Maak een overzicht van diverse verpleegkundige diagnoses bij een pasgeborene.
b Verdeel in de subgroep de verschillende diagnoses op basis van de gezondheidspatronen van Gordon/NANDA.
c Ontwerp een schema waarin je de diagnoses, resultaten en interventies kwijt kunt.

d Werk dit schema uit en bespreek ieders aandeel. Vul zo nodig aan.
e Zorg ervoor dat je uiteindelijk per persoon de beschikking hebt over een volledig overzicht.

Opdracht 3 Zelf zorgen voor Jesse

Verpleegkundige Mara voert diverse zorghandelingen uit rondom voeden, observeren en controleren van Jesse, maar daarnaast zijn er natuurlijk ook verzorgende handelingen. Denk aan het wassen en baden en het opmaken van het bedje of ledikant. In deze opdracht ga je hetzelfde doen.

a Maak met behulp van een bronnen- of vaardighedenboek een overzicht van de diverse vaardigheden bij de zorg voor de pasgeborene.
b Bestudeer de handelingenschema's en noteer voor jezelf aandachtspunten tijdens de uitvoering.
c Voer aan de hand van de handelingenschema's de vaardigheden uit in het praktijklokaal.

Opdracht 4 En nu de ouders

Naast de directe zorg voor de kraamvrouw en de pasgeborene, is het geven van GVO een van de belangrijkste taken tijdens de kraamperiode. Mede door voorbeeldgedrag van de zorgverlener en het geven van tips, adviezen en instructies zijn ouders als Hanneke en Floris in staat zelf de gezondheid van Jesse te observeren en te bevorderen.

De hele dag door geef je voorlichting en instructies die afgestemd zijn op de situatie van dat moment. Als moeder en kind snel na de bevalling huiswaarts keren is de periode waarin je GVO geeft maar kort, in het geval van Hanneke duurt de opname langer en is er dus meer gelegenheid voor de voorlichting en instructie.

a In deze opdracht bereid je de GVO-activiteiten voor. Vorm subgroepen van drie personen. Verdeel de volgende onderwerpen over de subgroepen of kies een onderwerp dat hier ontbreekt naar eigen keuze. Elk onderdeel moet aan bod komen (zo nodig doet een groep twee of meerdere onderwerpen).
- slapen
- PKU/CHT-screening
- vitamine K
- vervoer van een baby
- kruiken
- wiegje/bed
- ontstoken oogjes
- spugen, voeding teruggeven
- obstipatie
- huilen/troosten
- veiligheid
- temperatuur
- verschonen
- navelverzorging
- inbakeren

b Informeer je met behulp van bronnenboeken en bestaand voorlichtingsmateriaal over de juiste achtergrondinformatie. Maak vervolgens een voorlichtingsplan met de volgende stappen.
- Stap 1: gegevens verzamelen
- Stap 2: wat is het gezondheidspatroon en wat is de mogelijke oorzaak?
- Stap 3: doelstelling
- Stap 4: actie
- Stap 5: evaluatie van de voorlichting.

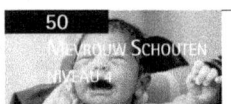

Opdracht 5 Een voorbeeldfunctie

Bereid in de subgroep een rollenspel voor, waarin je voorlichting en instructie geeft aan de ouders van Jesse en waarbij je aandacht hebt voor de voorbeeldfunctie die je vervult qua beroepshouding. Maak indien nodig zinvol gebruik van bestaand voorlichtingsmateriaal.
Verdeel de rollen: verpleegkundige, moeder en vader en voer het rollenspel uit (zie M. Cox, *Hoe pak ik dat aan?*).
Bespreek het rollenspel na aan de hand van de volgende punten:
- taalgebruik
- was de informatie duidelijk voor de ouders?
- was de kennis van de verpleegkundige voldoende?
- werd aandacht besteed aan vragen van de ouders?
- werden hulpmiddelen juist gebruikt?
- was de eventuele demonstratie duidelijk?

Evaluatie

1 Kijk terug op deze leertaak door kort weer te geven wat goed ging, wat minder goed ging en wat leerpunten zijn bij de volgende onderdelen:
   - de voorbereiding, het verzamelen van achtergrondinformatie
   - het uitvoeren van de vaardigheden
   - nabespreken van de rollenspellen
   - de samenwerking met je groepsgenoten
   - de samenwerking met de docent.
2 Met behulp van de kennis en inzichten die je hebt opgedaan bij opdracht 2 maak je een compleet verpleegplan voor Jesse.

Leertaak 8

En nu naar huis!

Als Hanneke en Jesse thuiskomen, heeft Floris de kamer mooi versierd. De echte kraamperiode breekt aan; niet de makkelijkste tijd voor Hanneke. Iedereen wil de baby komen bewonderen en Hanneke komt daardoor moeilijk aan rust toe. Gelukkig houdt de kraamverzorgster rekening met de behoeften van het gezinnetje en zorgt voor rust.

In de weken hierna wordt Hanneke langzamerhand sterker en geniet ze steeds meer van haar zoontje. De band wordt elke dag hechter. Haar lichamelijke klachten en ook haar bekkenproblemen raken meer op de achtergrond, ze past zich aan het tempo van Jesse aan, neemt rust als Jesse slaapt en voelt zich met de week opknappen. Haar bevallingsverlof heeft ze verlengd met ouderschapsverlof en daarna zien zij en Floris wel weer hoe ze het gaan verdelen en of er al plaats is op het kinderdagverblijf. Als ze aan het werk gaat, wil ze weer fit zijn.

Oriëntatie

In de eerste leertaak van dit werkboek heb je gekeken naar de verschillende zorginstellingen en zorgverleners die een taak hebben in de zorg rondom zwangeren, kraamvrouwen en pasgeborenen. Deze informatie komt je in deze laatste leertaak goed van pas. Hier richt je je op het afsluiten van de hulpverlenersrelatie met de kraamvrouw en op het overdragen van de zorg naar een kraamzorginstantie thuis.

Doelstellingen

Na het werken aan deze leertaak kun je:
- beschrijven welke zorg een kraamvrouw in de thuissituatie ontvangt
- een exitgesprek voeren met de kraamvrouw en haar partner
- zorgdragen voor het ontslag van de kraamvrouw en haar pasgeborene
- de zorg overdragen aan een andere hulpverlener: de kraamzorg thuis.

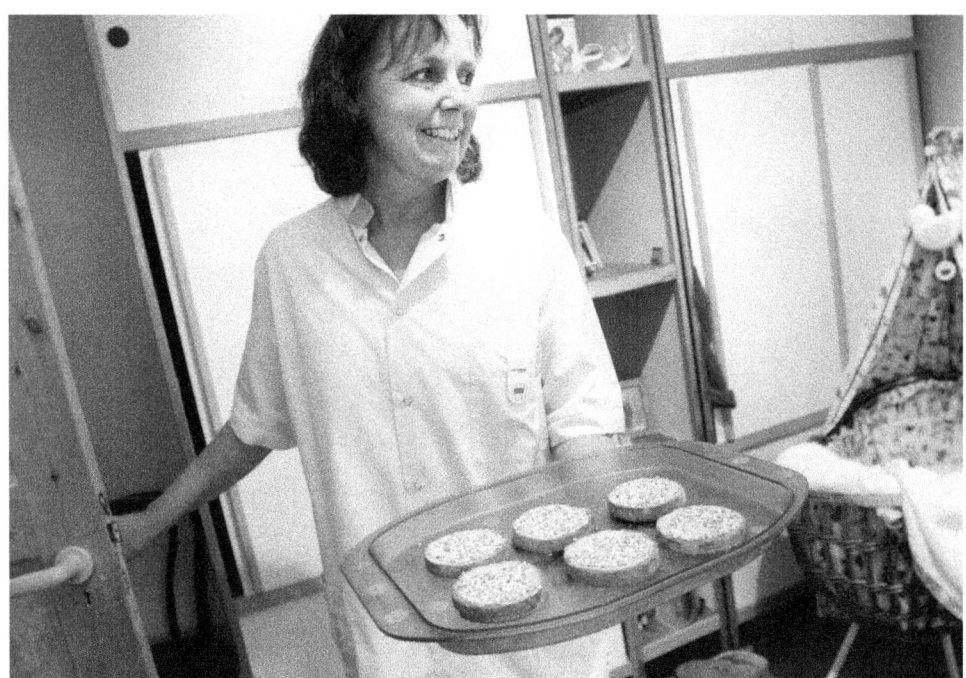

Na thuiskomst neemt de kraamzorg het over.

Planning

Bespreek de opdrachten in deze leertaak met je begeleidend docent en schrijf op hoe en wanneer je eraan gaat werken. Maak ook afspraken over het inleveren van de opdrachten.

Richtlijnen voor de studiebelasting:

Oriëntatie en planning	0,5	sbu
Opdracht 1	2	sbu
Opdracht 2	2	sbu
Opdracht 3	3	sbu
Evaluatie	2	sbu
Totaal	9,5	sbu

Uitvoering

Opdracht 1 Kraamzorg thuis

a Bekijk wat je in de eerste leertaak van dit werkboek hebt uitgewerkt over de zorginstellingen en zorgorganisaties die een rol vervullen in de zorg voor zwangeren, kraamvrouwen en pasgeborenen. Bij opdracht 1e heb je met een tijdpad in kaart gebracht hoe en wanneer een zwangere toegang krijgt tot de diverse zorgvoorzieningen. Bekijk wat je hebt opgeschreven over de kraamperiode thuis.

b Geef aan wat gedurende de kraamperiode de rol en taken zijn van de kraamverzorgende, de verpleegkundige van de ouder- en kindzorg, de verloskundige, de huisarts, de arts van het consultatiebureau en de gynaecoloog. Wanneer ziet Hanneke deze zorgverleners? En waar?

c Noteer de antwoorden in een zelf ontwikkeld schema.

Opdracht 2 Het ontslaggesprek

Het ontslaggesprek is een belangrijk moment in het zorgproces. Je sluit de hulpverlenersrelatie af en bekijkt of de kraamvrouw en haar partner voldoende voorbereid zijn op de situatie thuis.

a Zoek op welke onderwerpen aan de orde dienen te komen in een ontslaggesprek met de kraamvrouw en haar partner.
b Maak dit concreet voor de situatie van Hanneke en Floris. Wat zou jij met hen bespreken?
c Oefen, afhankelijk van je ervaring en leerbehoefte, in een rollenspel het voeren van een ontslaggesprek met Hanneke en Floris.

Opdracht 3 De verpleegkundige overdracht

a Stel je voor dat je kraamverzorgende bent. Na een paar vrije dagen begin je straks weer in een nieuw gezin – de familie Schouten – te werken. Jammer genoeg was je niet bij de bevalling aanwezig; Jesse is in het ziekenhuis geboren. Bedenk welke informatie je nodig hebt om de kraamvrouw en de pasgeborene thuis te verplegen.
Op welke vragen wil je in ieder geval antwoord hebben? Ontwerp in de subgroep een overdrachtsformulier van het ziekenhuis naar de thuissituatie. Wissel het formulier met een andere subgroep uit.
b Stel je voor dat je Mara bent, de verpleegkundige die Hanneke en Floris heeft begeleid tijdens de opnameperiode toen Hanneke zwanger was en tijdens de bevalling en de eerste dagen van het kraambed. Geef antwoord op de vragen die zijn gesteld in het overdrachtsformulier dat je van een andere subgroep hebt gekregen. Wat vind je van de vragen? Worden alle belangrijke aspecten benoemd?

Evaluatie

Geef op maximaal één A4'tje aan wat het belang is van continuïteit in de multidisciplinaire zorgverlening aan kraamvrouwen. Welke rol hebben verpleegkundigen hierbij?

Evaluatie van de casus

Evaluatieopdrachten

Regelmatig worden er voorlichtingsavonden en rondleidingen gehouden voor zwangeren en hun partners om zich voor te bereiden op een bevalling en op een eventueel kraambed in een ziekenhuis. Hoe beter een vrouw is voorbereid op wat haar te wachten staat, des te minder spanning zij zal voelen. Hoewel spanning en onzekerheid nooit geheel te vermijden zijn, is het toch winst om goed voorbereid naar het ziekenhuis te gaan voor de bevalling. Een ontspannen vrouw bevalt nu eenmaal beter!
Maak een keuze uit een van de volgende drie opdrachten.

1 Organiseer een voorlichtingsavond voor aanstaande ouders over wat een algemeen ziekenhuis voor de bevalling en zo nodig voor de kraamperiode aan ouders te bieden heeft. Verdeel in subgroepen de taken en onderwerpen. Stem goed af om overlappingen te voorkomen. Maak gebruik van flap-overs, multimedia, foldermateriaal en dergelijke, die je al tijdens het werken aan de leertaken hebt verzameld.
Maak een draaiboek waarin alle onderdelen van de voorlichting en rondleiding uitgewerkt zijn. De voorlichtingsbijeenkomst kun je organiseren voor een andere lesgroep, zo mogelijk een parallelgroep of een groep uit de beginfase van de opleiding tot verpleegkundige.

2 Organiseer een voorlichtingsavond over culturele verschillen bij zwangerschap, bevalling en kraamzorg. Nodig vertegenwoordigers uit verschillende bevolkingsgroepen uit voor een bijdrage.
Verdeel in subgroepen de taken en onderwerpen. Stem goed af om overlappingen te voorkomen. Maak gebruik van flap-overs, multimedia, foldermateriaal en dergelijke, die je al tijdens het werken aan de leertaken hebt verzameld.
Maak een draaiboek waarin alle onderdelen van de voorlichting uitgewerkt zijn.
De voorlichtingsbijeenkomst kun je organiseren voor een andere lesgroep, zo mogelijk een parallelgroep of een groep uit de beginfase van de opleiding tot verpleegkundige.

3 Woon een voorlichtingsavond/-middag bij in een algemeen ziekenhuis of kraaminstelling en maak hiervoor een kritisch verslag. Bespreek dit verslag met de betrokkenen en voeg hun commentaar toe aan jouw verslag.

Herlees de 'Oriëntatie op de casus' en bekijk de vragen en antwoorden opnieuw. Ga na of je kijk op de zorg voor zwangeren, barenden, kraamvrouwen en pasgeborenen door de leertaken veranderd is. Zou je als verpleegkundige willen werken op de verloskamer of op de kraamafdeling van een algemeen ziekenhuis?

4 Beschrijf op een half A4'tje hoe jouw kijk op de zorg voor zwangeren, barenden, kraamvrouwen en pasgeborenen was, voor je aan de leertaken begon en nadat je de leertaken hebt afgerond.

5 Bekijk per leertaak de evaluatie en ga na welke onderdelen je beheerst en welke onderdelen nog verdere kennis, inzicht en vaardigheden vragen. Betrek hierbij ook je beroepshouding.

6 Voor de onderdelen die je nog niet goed genoeg beheerst, geef je aan hoe je hiermee ver-

dergaat. In overleg met de docent zoek je naar mogelijkheden om je verder te ontwikkelen op de betreffende onderdelen.

7 Welke problemen ben je tegengekomen in de aanpak van je leertaken wat betreft:
   - voorbereiding en uitvoering van de leertaken
   - de organisatie
   - de literatuur
   - de begeleiding door de docent
   - het inschakelen van gastdocenten
   - het gebruik van hulpmiddelen
   - het gebruik van lokalen
   - reserveren en bestellen van materialen?

   Hoe heb je de problemen opgelost?

8 Geef je mening over de samenwerking (sfeer, inzet, afspraken, taak- en rolverdeling). Beschrijf ook je eigen aandeel in het samenwerkingsproces. Ben je tevreden over jouw aandeel? Welke feedback heb je zoal gehad en wat heb je ermee gedaan? Ben je tevreden over het aandeel van je groepsgenoten? Welke feedback heb je gegeven en hoe werd daarmee omgegaan? Wat is jouw oordeel over het eindresultaat van het groepswerk?

9 Wat waren je verwachtingen aan het begin van de leertaken, zijn deze uitgekomen? Wat is goed gegaan en wat ging minder goed? Waaraan wil je in de toekomst meer aandacht besteden? Waarom?

10 Hoe beoordeel je de werkvormen die in de leertaken gebruikt zijn? Welke hadden je voorkeur en welke niet? Waar ligt dat aan?

11 Formuleer leerpunten naar aanleiding van deze evaluatie. Neem de leerpunten mee naar een volgend werkboek.

Literatuur

Alles over baby's. (2004). Tielt: Lannoo.

Alles over Borstvoeding. (2002). Tips, feiten en ervaringen uit de praktijk van Mary Broekhuijsen. Amsterdam: Bert Bakker.

Borstvoeding. Handleiding voor de zorgverlener, een publicatie van Borstvoedingorganisatie La Leche League. Baarn: Tirion.

Coördinatie en continuïteit van zorg, niveau 4, serie Traject. Baarn: NijghVersluys.

Sobotta, Atlas van de menselijke anatomie (Deel 2). Ook op cd-rom. Houten/Diegem: Bohn Stafleu Van Loghum.

Zorg voor ouder en kind: vaardigheden in studieopdrachten. (2001). Transferpunt Vaardigheidsonderwijs. Derde herziene druk. Houten: Bohn Stafleu Van Loghum. (Met twee cd-roms, onderwerpen: verpleegkundige vaardigheden, ouder- en kindzorg, kraamverpleegkunde, consultatiebureaus, babyverzorging.)

Austin, L. (1999). *Borstvoeding.* Amsterdam: Van Holkema & Warendorf.

Carpenito, L. (1998). *Zakboek Verpleegkundige diagnosen.* Groningen: Wolters-Noordhoff.

Cingel, M. van (2003). *De toepassing van klinisch redeneren.* Houten: Bohn Stafleu Van Loghum.

Cox, M. (2000). *Hoe pak ik dat aan? Werkvormen bij Zorggericht.* Houten/Diegem: Bohn Stafleu Van Loghum.

Gordon, M. (1995/1996). *Handleiding Verpleegkundige Diagnostiek.* Utrecht: De Tijdstroom BV.

Gordon, M. (1996). *Verpleegkundige diagnostiek: proces en toepassing.* Utrecht: De Tijdstroom BV.

Helmus, P. (2003). *Dreumes aan de borst.* Impressies van intieme borstvoedingsmomenten. Boekenbent.

Jong, T. de e.a. (2001). *Verplegen van zwangeren, pasgeborenen, kinderen en jeugdigen, niveau 4*, BGO-reeks. Houten/Diegem: Bohn Stafleu Van Loghum.

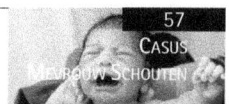

Kohnstamm, R. (2002). *Kleine ontwikkelingspsychologie,* deel 1, 5^e druk, Het jonge kind. Houten/Diegem: Bohn Stafleu Van Loghum.

La Leche League. *Handboek borstvoeding.* Baarn: Tirion.

Leach, P. *Baby en kind.* Utrecht: Kosmos-Z&K Uitgevers.

Lothrop, H. *Borstvoeding, ja, natuurlijk.* Vertaald uit het Duits. De oorspronkelijke titel is *Das große Stillbuch.*

Meij-de Leur, A.P.M. van der. *Van olie en wijn, geschiedenis van verpleegkunde, geneeskunde en sociale zorg.* Vierde, herziene druk. Maarssen: Elsevier.

Mul, D. *Kindergeneeskunde,* niveau 4, niveau 5. BGO-reeks. Houten/Diegem: Bohn Stafleu Van Loghum.

NANDA. *Verpleegkundige diagnoses.* Houten/Diegem: Bohn Stafleu Van Loghum.

Nederlandse Vereniging JGZ. *Standaarden Borstvoeding.* Houten/Diegem: Bohn Stafleu Van Loghum.

Reede-Dunselman, A. de (2000). *Borstvoeding geven, een antwoord op heel veel vragen.* Vijfde herziene druk. Baarn: De Kern Fontein.

Reede-Dunselman, A. de (2000). *Handboek borstvoeding.* La Leche League. Baarn: Tirion.

Reede-Dunselman, A. de (2000). *Zorg voor borstvoeding.*

RIVM en Stichting HealthBase. *Geneesmiddelen, zwangerschap en borstvoeding.* November 2000.

Schutte, M.F., e.a. *Verloskunde, gynaecologie en kindergeneeskunde,* niveau 4. BGO-reeks. Houten/Diegem: Bohn Stafleu Van Loghum.

Sparks, S.M. en Taylor, C.M. (2001). *Ouder-, kind- en jeugdzorg, verpleegkundige diagnoses en interventies.* Maarssen: Elsevier Gezondheidszorg.

Treffers, P. E. en Prins, M. (1999). *Praktische verloskunde.* Houten/Diegem: Bohn Stafleu Van Loghum.

Weide, S. v.d., Swaay, M. van e.a. (2001). *Zorggericht werkboek voor kwalificatieniveau 4, generieke fase.* Houten/Diegem: Bohn Stafleu Van Loghum.

Tijdschriften/brochures
Kinderen
Kraamsupport
Ouders van nu
Verpleegkunde Nieuws
Verloskundigen Praktijk
Borstvoeding, Cahiers Bio-Wetenschappen en Maatschappij, 16e jaargang no. 4, september 1993. 's-Hertogenbosch: Malmberg.

Websites
www.babyinfo.nl
www.babyopkomst.nl
www.bekkeninstabiliteit.startkabel.nl
www.borstvoeding.nl
www.lichaamstaal.nl
www.oudersonline.nl
www.stichtinglichaamstaal.nl
www.zwangerschap.goedbegin.nl

Beroepsvereniging Obstetrische en Gynaecologische Verpleegkundigen:
   www.bogv.nl
Nederlandse vereniging voor Obstetrie en Gynaecologie:
   www.nvog.nl
Vereniging Kind en Ziekenhuis:
   www.kindenziekenhuis.nl

E-mailadres
Vereniging van Kinderverpleegkundigen:
verenigingvankinderverpleegkundigen@hetnet.nl

GPSR Compliance
The European Union's (EU) General Product Safety Regulation (GPSR) is a set of rules that requires consumer products to be safe and our obligations to ensure this.

If you have any concerns about our products, you can contact us on

ProductSafety@springernature.com

In case Publisher is established outside the EU, the EU authorized representative is:

Springer Nature Customer Service Center GmbH
Europaplatz 3
69115 Heidelberg, Germany

www.ingramcontent.com/pod-product-compliance
Lightning Source LLC
Chambersburg PA
CBHW081552110426
42871CB00028BA/252